脳科学者が教える
集中力と記憶力を上げる

低GI食

脳にいい最強の食事術

脳科学者 西剛志

アスコム

アスリートが食事で、トレーニングの効果や
試合のパフォーマンスを上げるように、
食事で脳のパフォーマンスを最大化して、
仕事や勉強などの効果を上げる方法を教えます。

さて、皆さんは、
こんなことで悩んでいませんか？

午前中、頭が働かずに、
仕事や勉強の効率が悪い

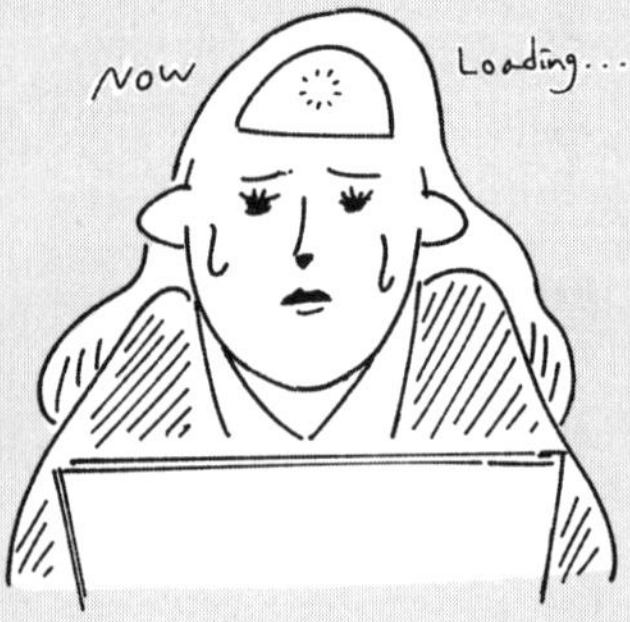

睡眠不足でもないのに、
食後しばらくすると眠くなる

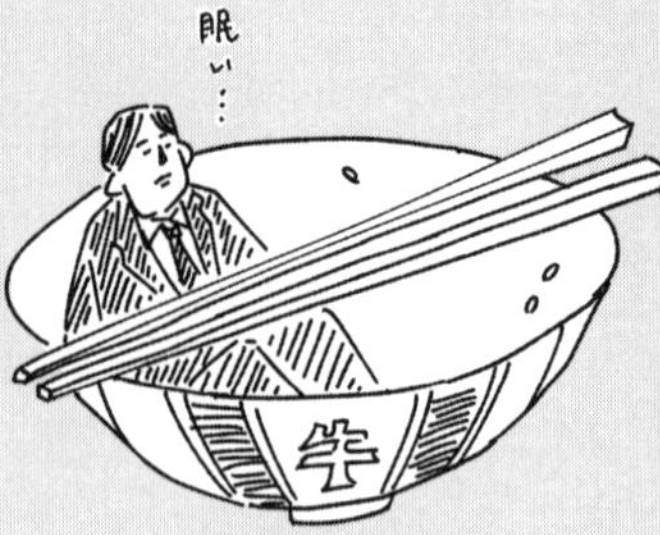

お昼にいつの間にか爆睡！
家事が終わっていない……

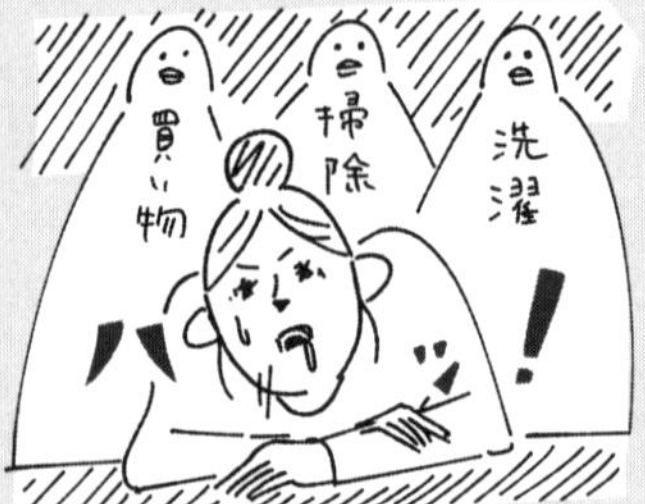

夕方になるとガス欠
仕事が残っているのに
やる気にならない

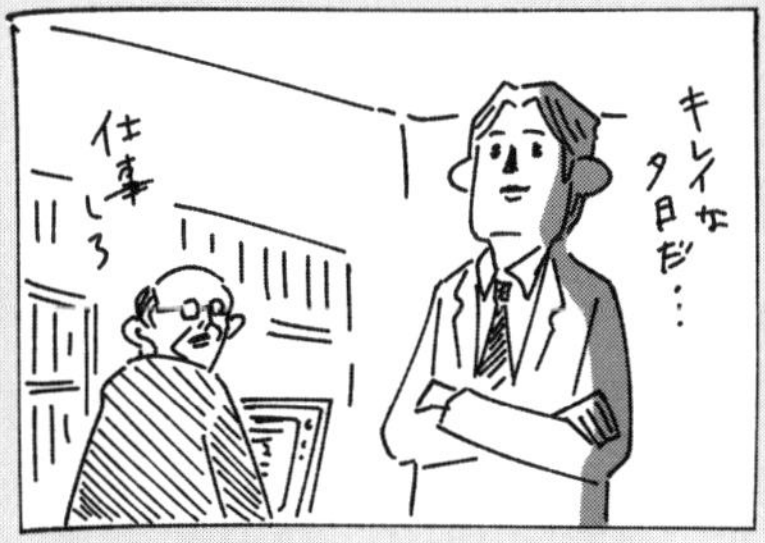
キレイな夕日だ…
仕事しろ

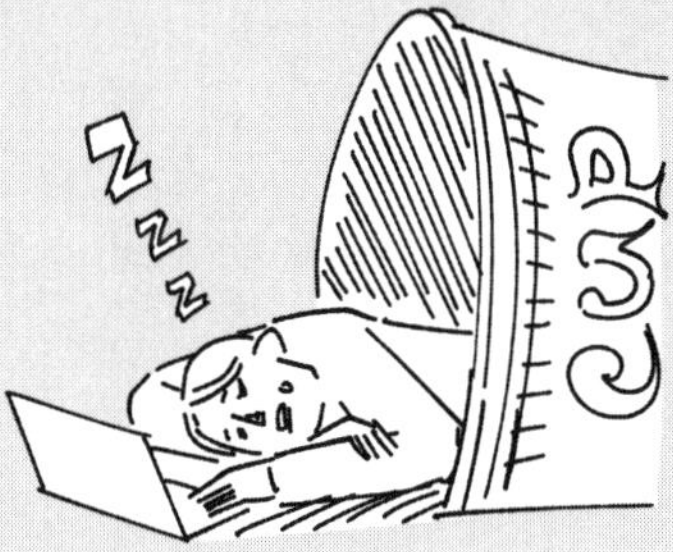

もうちょっとがんばろう
と思って夜食を摂ったら、夢の中

夜食は太るからヤダ！
でも、おなかが空いて、
仕事や勉強が手につかない

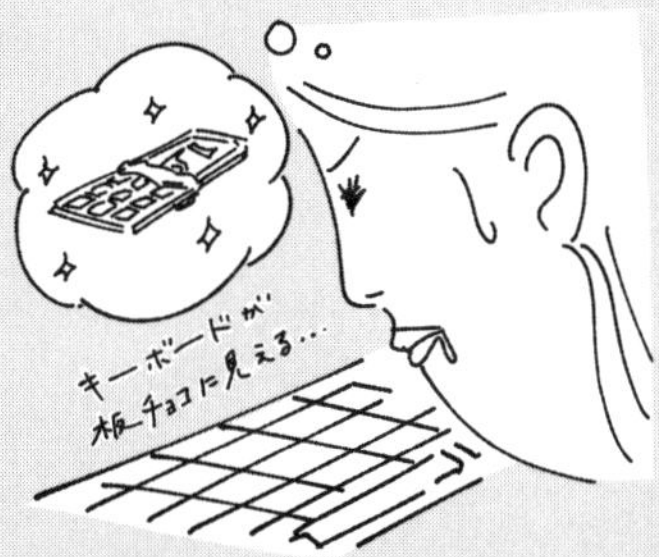
キーボードが板チョコに見える…

これってやる気がないから？　能力が足りないから？
仕事や勉強に対する意識が低いから？　意志が弱いから？
いえいえ、決してそうだとは、限りません。
問題は、食事の場合があるのです。
考えたり、記憶したり、計算したり、思い出したり、
脳を、働かせるのには、エネルギーが必要です。
そして、

そのエネルギーは、
食事でしか補充できません。

やる気や努力でなんとかしようとしても、エネルギーがなければ、
意志の力は関係なく、脳は思うように働きません！
どんなにがんばろうとしても空回りしてしまいます。
ガソリンのない車で、「動いて、動いてー」と叫びながら
アクセルを何度も踏んでいるのと同じかもしれません。

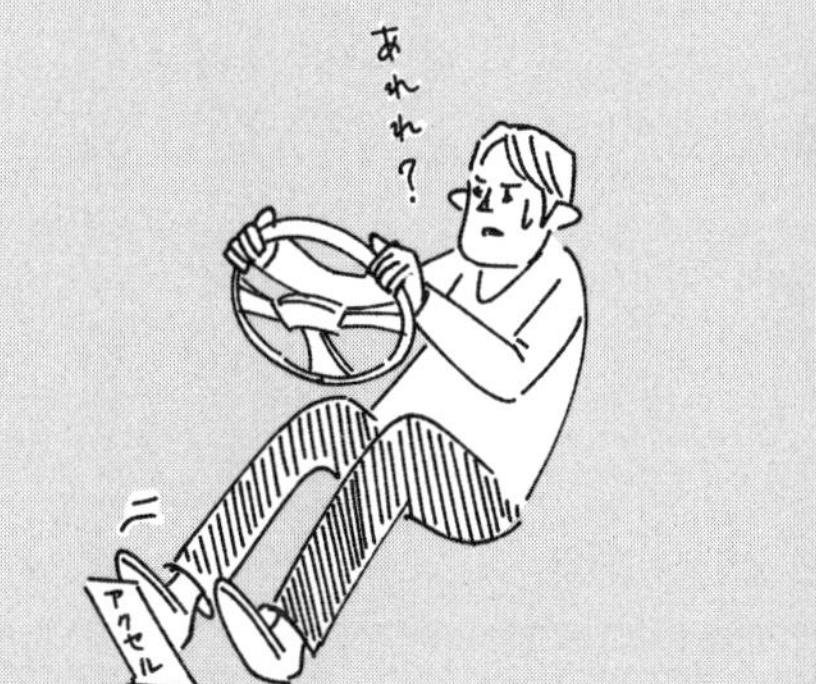

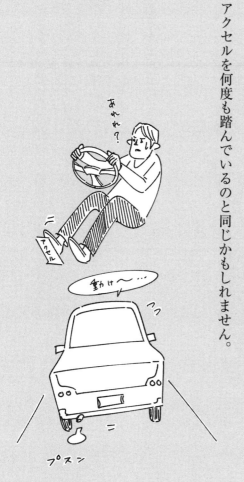

せっかく、効率的に仕事や勉強ができる方法や
スキルを身につけたとしても、
それを実践する脳がヘトヘトだったら、
十分なエネルギーがないのに、
魔法をかけようとしているのと同じです。

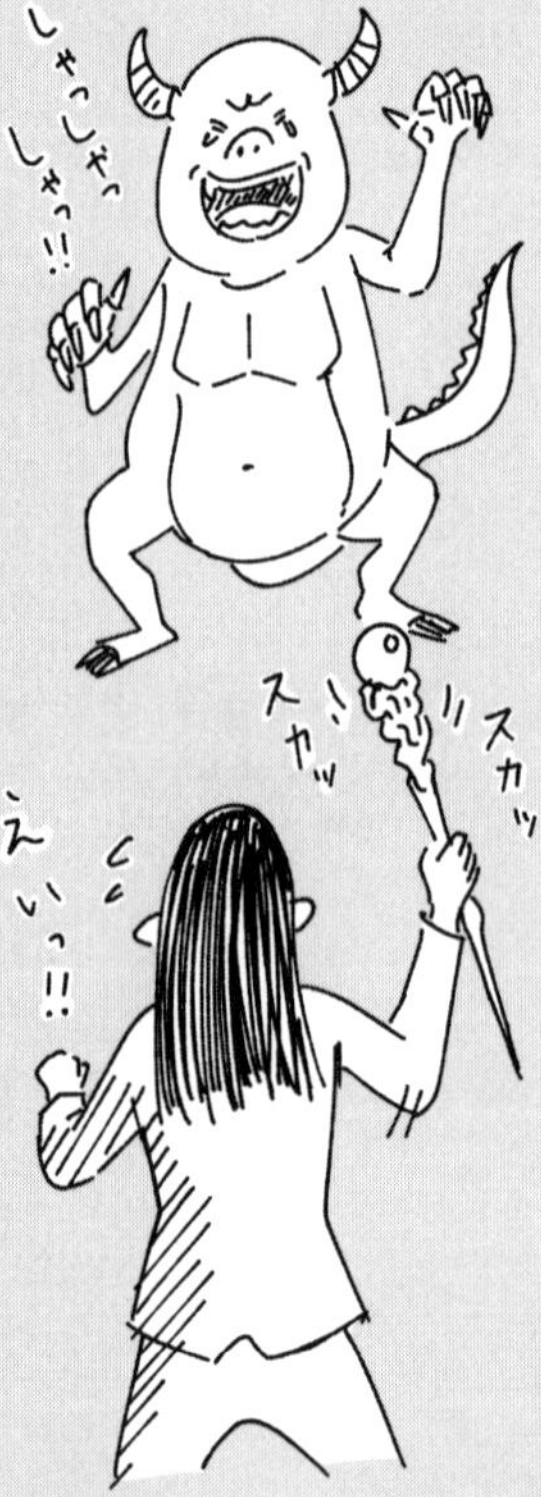

「エネルギーを補充することが大切なら、
とにかく食べればいいの？」といえば、
詳しくは後述しますが、そうではありません。
大切なのは、エネルギーの質です。
質の悪いエネルギーを摂ってしまうと、
どんなにエネルギーを補充しても、
脳は瞬間的にエンジンがかかるだけで
非効率的な状況になってしまうのです。

例えば、エナジードリンク。短時間だけがんばるなら、
脳が元気になって効果はあるかもしれません。
ですが、仕事や勉強など、長時間、脳を使う場合には、
逆効果になってしまう危険性があるのです。

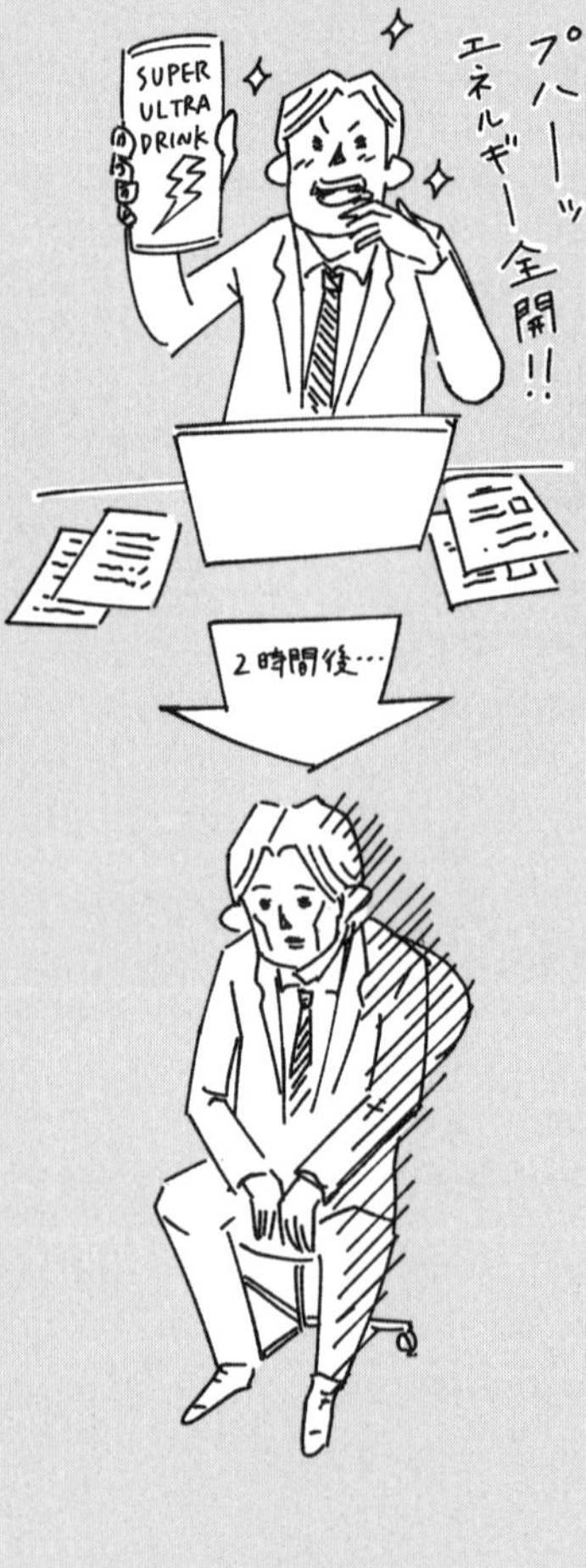

SUPER ULTRA DRINK
プハーーッ
エネルギー全開!!
2時間後…

長時間続く仕事や勉強でベストパフォーマンスを出すためにはどうすればいいか？

これまで13年ほど仕事やスポーツで成功している人たちを研究してきましたが、共通するのは、

「日々の食事に気を遣っている」ということでした。

そして、最新の脳科学・生理学・行動科学の世界のリサーチからわかってきた脳のパフォーマンスを高める1つの方法。

それが……

「低GI食」をうまく
利用することなのです。

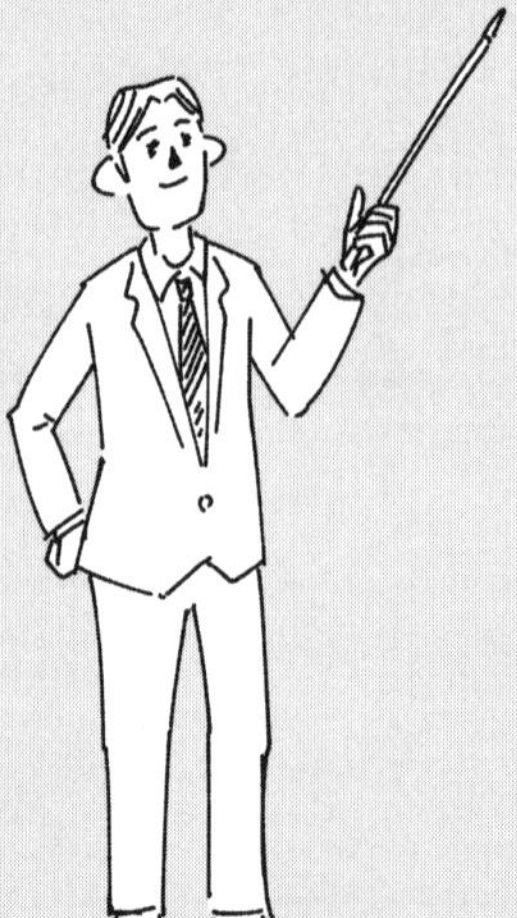

低ＧＩ食とは何なのか。
一時期ダイエットでも
注目されたためご存じの方も多いかもしれません。

簡単に説明すると、食後の血糖値が急激に、
上がりにくい食事のことです。
これまで低ＧＩ食は、健康効果ばかりが
注目されてきました。

しかし、最新の研究で
血糖値の急上昇を抑えて長期間、
脳にエネルギーを与え続けることになるため、
低GI食を摂ることが、
学習効果（継続的な集中力や記憶力）
アップにつながる
ことまでわかってきました。

さらにいえば、もう一点、

低GI食の効果がわかってきています。

それは、うまく使うと心の健康にも役立つことです。

私は心を大きな国に例えることがありますが、

国はそれを支える人たちが健全でないと、

崩壊してしまいます。心が健康でなければ、

うまくエネルギーを活用できず、

その人本来のパフォーマンスを発揮することはできません。

ただ、１つ断っておきたいのが、低ＧＩ食を摂れば、
何もしなくても結果が出るわけではないですし、
驚きのアイデアがすぐに出てくるわけでもありません。

ですが、低ＧＩ食を日々の生活の中に
うまく取り入れることができると、
その人本来の能力が引き出されやすくなり、
仕事や学習、その他の生活の質も変化していきます。

仕事をしている方は作業の効率がＵＰする。
学生や受験を控えている方は、記憶力や集中力ＵＰに。
また、つい昼寝をしてしまい、家事が残ってしまいがち！
というお悩みの解決にも低ＧＩ食は役立ってくれます。
食事は私たちの脳に影響して、人生の質を変えてくれます。
本書で紹介する低ＧＩ食が、少しでも
皆さんのお役に立てるとうれしいです。

脳科学者　西　剛志

第1章 仕事や勉強の効率を上げたいときに、「低GI食」をすすめる理由

第2章

集中力と記憶力を上げる「低GI食」実践・食事編

第3章 集中力と記憶力を上げる「低GI食」実践・間食編

第4章 脳科学者がすすめる「勝つメシ」レシピ

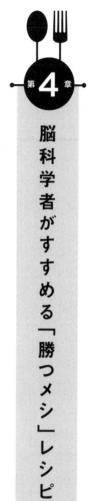

夕食 低GI＋疲労回復効果の高い食材で、脳もぐっすりひと休み！

主菜＆副菜 「低GI食」を取り入れながらバランスのとれた食事を心がける

スイーツ　罪悪感は不要！　ヘルシー間食で脳のエネルギー不足を解消！

第5章　「低GI食」にプラスして、脳がさらに「覚醒」する12の習慣

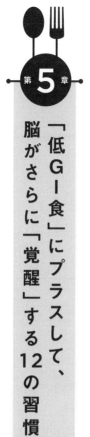

第1章

仕事や勉強の効率を上げたいときに、「低GI食」をすすめる理由

脳は、体きっての大食漢！脳のエネルギー不足に要注意！

皆さんは、私たちが想像する以上に脳がエネルギーを消費する組織であることをご存じでしょうか？

人間の脳の重さは、成人の男性で1350～1500g、女性で1200～1250gといわれます。

体全体の質量の約2％しかありません。

そんな小さな組織にもかかわらず、**体全体の20～25％ものエネルギーを消費**している脳。成長途中の子どもは脳のエネルギーの消費比率が大きくなるため、5～6歳の子どもの場合は、なんと約60％を使っているといいます。

どうして脳がこんなに大食いなのかというと、考えたり、覚えたり、計算したり、思い出したり、体を動かすときに指令を出したり。

ただ立っているだけでも、座っているだけでも、体を維持するために、脳は指令を出し続けているからです。

とにかく脳は休む間もないほど常に動いています。

脳には約1000億個以上もの神経細胞（ニューロン）がありますが、そのすべての細胞がエネルギーを消費しているのです。

また1つのニューロンは1000個の神経細胞とつながっているため、単純計算で100兆を超えるネットワークが脳の中で常に活動しています。

それがフル回転しているのですから、もちろんたくさんのエネルギーが必要ですし、それが**過度に不足してくると、当然、脳の動きが鈍くなり、あらゆる活動に悪影響が及ぼされる**のです。

◎脳は小さな大食漢！
～人間の臓器・組織における安静時代謝量の比較～

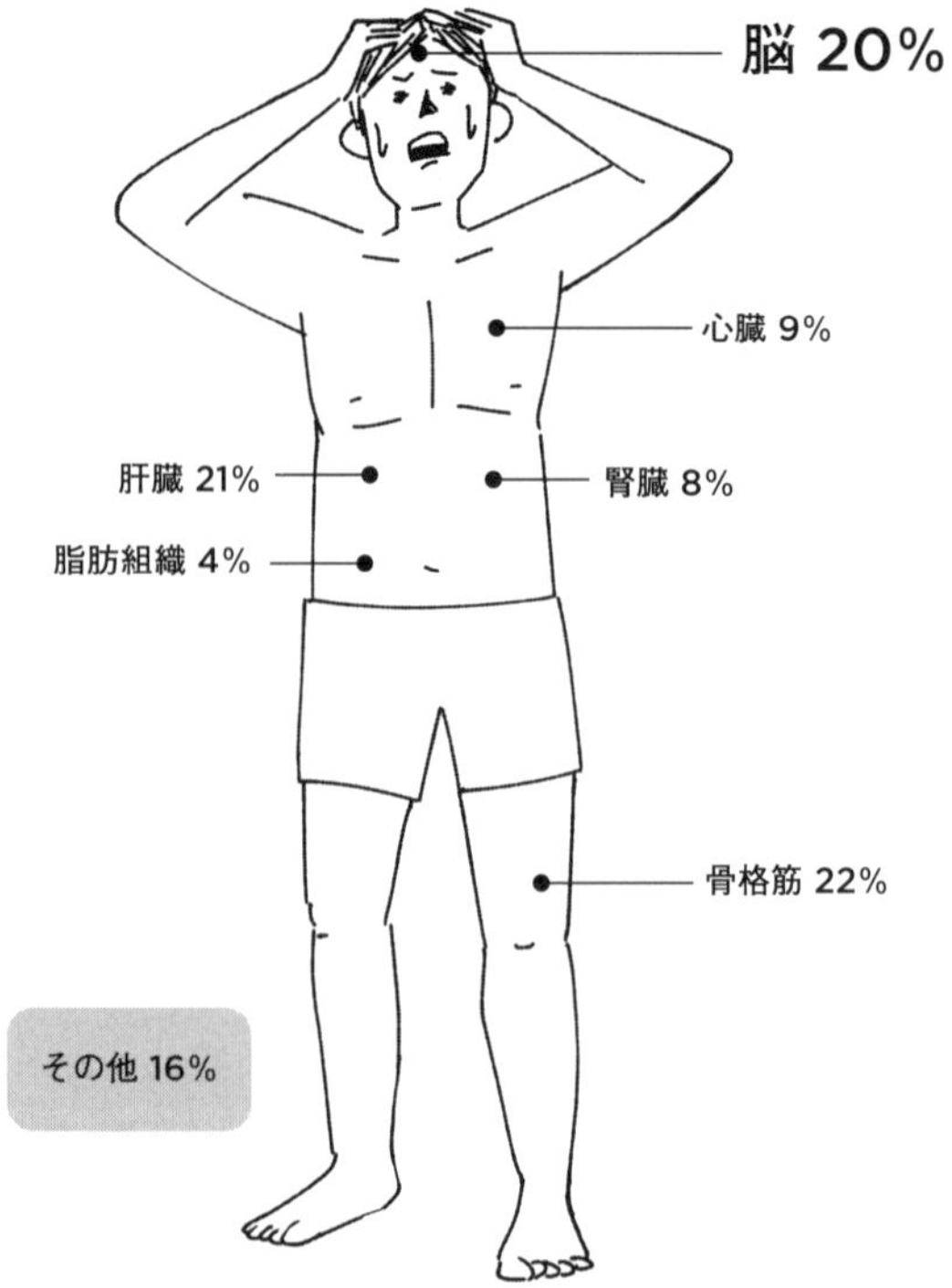

出典：厚生労働省　生活習慣病予防のための情報サイト「e-ヘルスネット」より作成

体重70kgの場合の安静時代謝量は1日1700kcal。脳は1.4kg程度なのに、そのうちの340kcalも消費しています。なんと約20%も脳が使っているのです。

人類の脳が「進化」できたのは、「糖質」のおかげ！

先ほど述べたように、私たちの脳は膨大なエネルギーを消費していますが、その原料となるのが「糖質」です。

食べ物は、三大栄養素といわれる、炭水化物（糖質）、タンパク質、脂質から構成されていますが、**脳がエネルギーとして直接利用できるものは炭水化物の中の「糖質（ブドウ糖）」**のみになります。

タンパク質や脂質は筋肉や脂肪になって初めてエネルギーとして利用できますが、食事で摂取して体内に入ってきたばかりのときは、直接エネルギーになりません。

さらに脂質は、脳の血管と脳の間での物質交換を制限する脳関門という場所を通れないため、脳まで届けることもできません。

つまり、唯一エネルギーとして使える糖質が長時間不足すると、脳の動きが鈍くなってしまうのです。

何も食べずに仕事をしたり、勉強するときに、集中力が途切れてぼんやりしたりすることはないでしょうか？

もしくは、ちゃんとやったつもりなのに、簡単なミスをくり返したり、がんばらなきゃと思っているのにやる気が出ず、イライラしたりすることはありませんか？

それは、脳のエネルギー不足が原因の場合があるのです。

また、興味深いことに、**私たちの脳は糖質（ブドウ糖）を大量に摂り込めるようになったことで進化した**という理論が現在、世界的に注目されています。

私たちが類人猿（人類の祖先）だったころの脳は、たったの400gしかありませんでした。ところが、今から約180万年前から、急激に脳の容量が巨大化して今ではその3倍の大きさになっているのです。

なぜこんなことが起きたのか？

その1つが、火を使って調理する、いわゆる「食の大革命」が人類に訪れたことが理由ではないかといわれています。

それまでの人類は、食べ物を生のまま食べていました。

しかし、あるときから、私たちの祖先は火を使って調理するようになったのです。火で焼くなどすることで、硬くて食べられなかった木の実、穀物などを食べられるようになりました。

それによって、大量の糖分が脳に流れ込んできたのです（木の実や穀物のでんぷんは火で熱すると、分解されてブドウ糖〔糖質〕になります）。

実際にバルセロナ自治大学のカレン・ハーディ博士が、石器時代の祖先の歯にこびりついた歯石を調べたところ、肉ではなく、木の実や穀物のでんぷんを含む粒子が多数発見されたそうです。

そして、**人類の脳はブドウ糖の大量摂取というこれまでにない食の革命を経て、神経細胞が増殖し、脳が大きく発達した**といわれています。

つまり、糖質は脳の進化にもかかわる大切な役割を果たしているのです。

◎ 人間の脳が急激に巨大化したのは約180万年前!

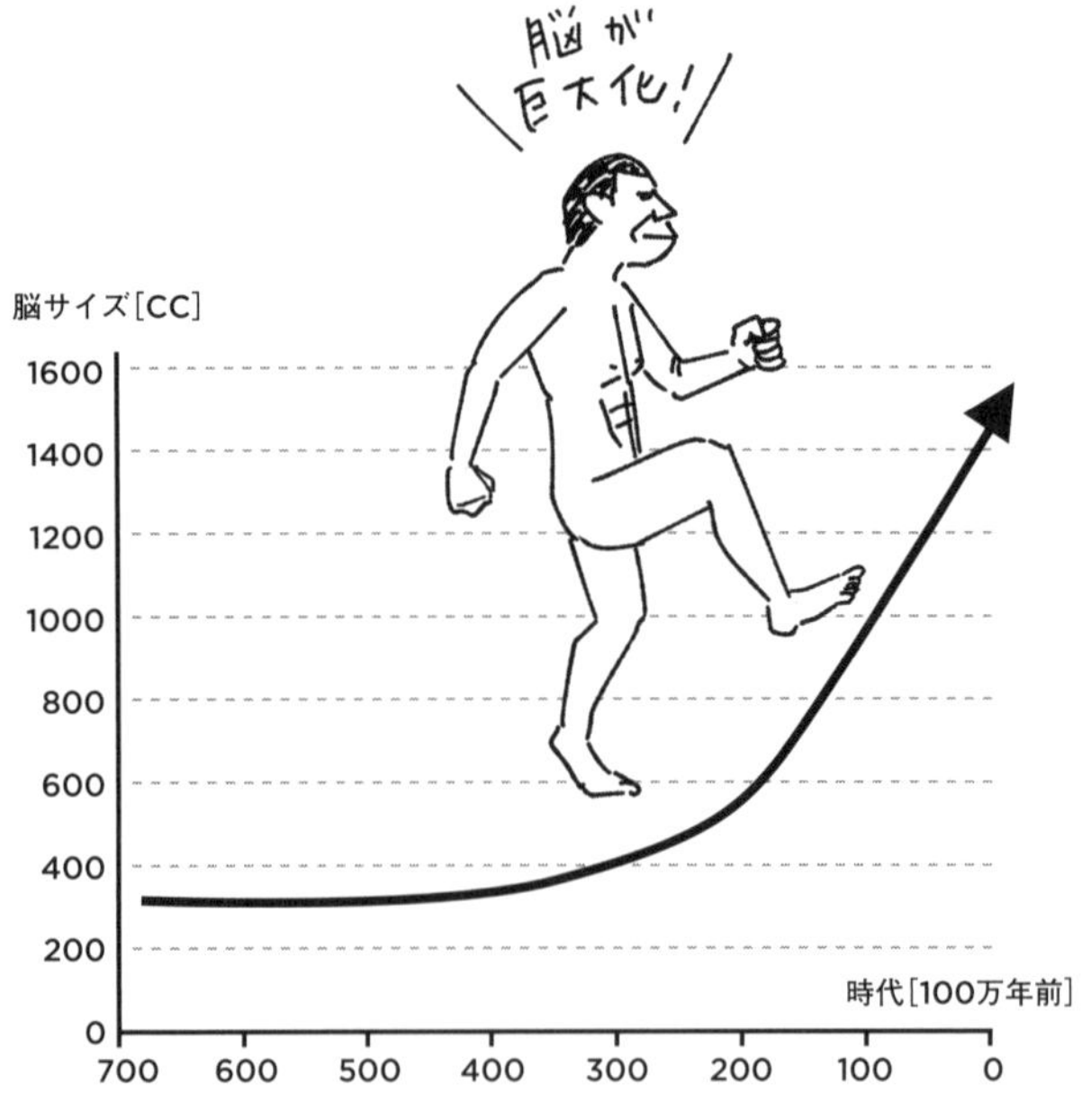

人間の脳の進化は、火を使った生活をするようになってから始まったといいます。
火を調理に使うことで、大量のブドウ糖を脳に届けられるようになったからではないかと考えられています。

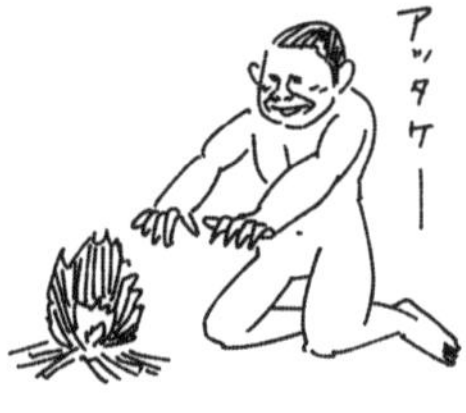

◎ 糖質＝炭水化物－食物繊維

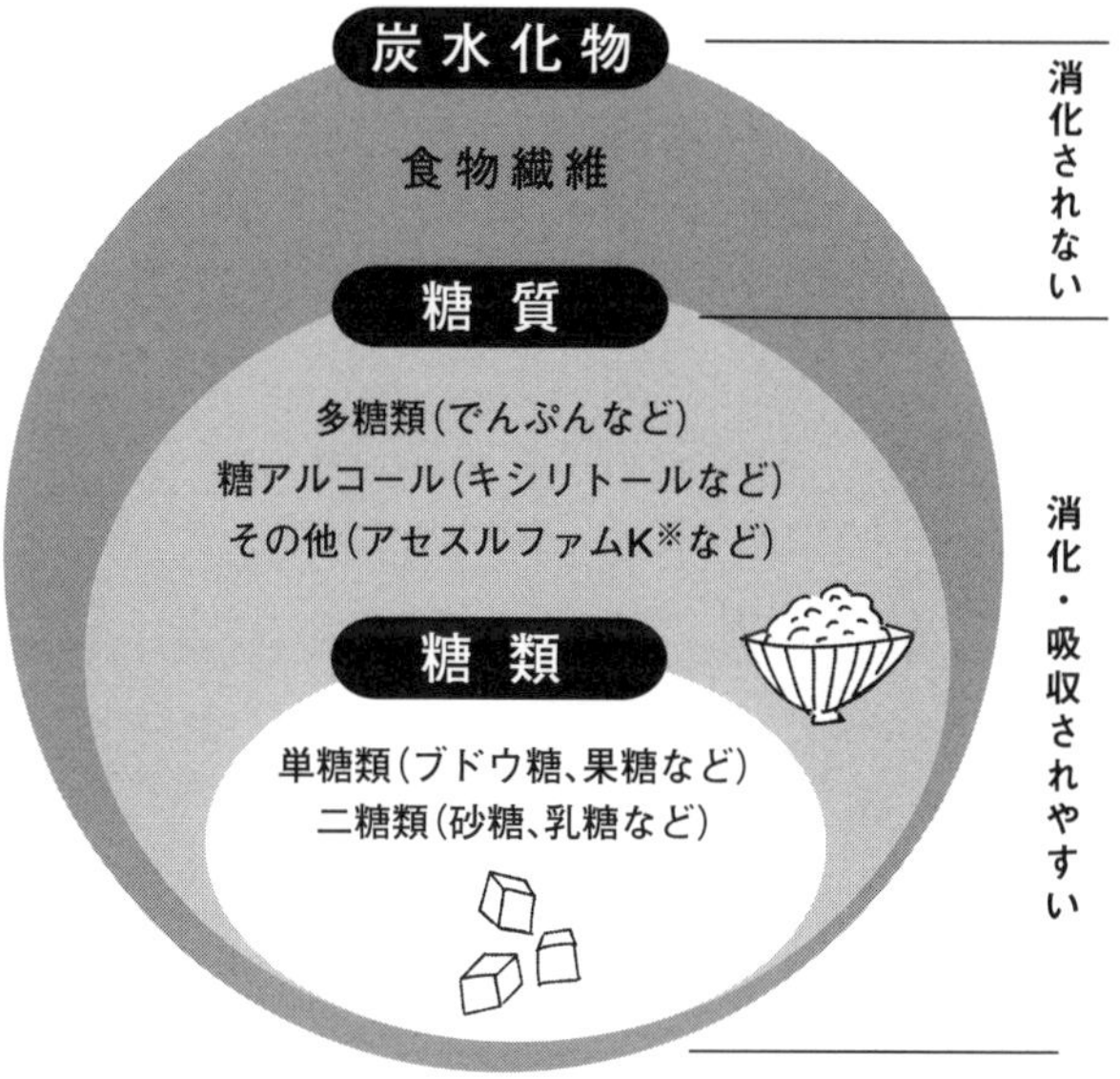

※非糖質系の甘味料ですが、栄養成分表示上は食物繊維ではない炭水化物に分類されます。

炭水化物から食物繊維を除いたのが「糖質」。さらに糖質は、単糖類、二糖類、多糖類などに分類されます。

多糖類はブドウ糖が複数結合したもので、10個程度までのものがオリゴ糖類、それ以上のものを多糖類と呼びます。

集中力不足も判断ミスも、糖質不足が原因かも？

人類の歴史的に見ても大切な糖質が不足すると、私たちの脳にどのような影響があるのでしょうか。

現在、わかってきているのは、**集中力、計算力、記憶力、物事のとらえ方、幸福度などさまざまな分野に影響する**ことです。

例えば、糖質を摂った場合の集中力への影響を測定した実験があります（＊1）。

被験者をグループに分けて、次の3種類の紅茶を飲んでもらいました。

①ブドウ糖（糖質）入りの紅茶

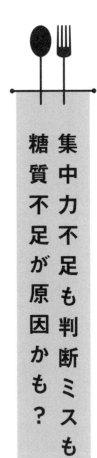

②エリスリトール（人工甘味料）入りの紅茶
③糖分が何も入っていない無糖紅茶

各グループともに最初に２００mℓ飲んでもらい、30分後に残りの１００mℓを飲んでから15分間の暗算テストを実施してもらいました。

テスト内容は一桁の簡単な足し算です。


その結果、15分間全体のスコアには大きな差はありませんでしたが、最後の2分間だけは、ブドウ糖を摂ったグループだけが計算ミスが優位に減りました。

計算ミスは集中力の欠如から生まれることが多いため、ブドウ糖を摂るほうが集中力を長く保ちうることを意味しています。

また、**甘いだけでカロリーがない②の人工甘味料などは、集中力には効果はないこと**がわかりました。

◎ 糖質を摂ると最後の集中力が違ってくる!

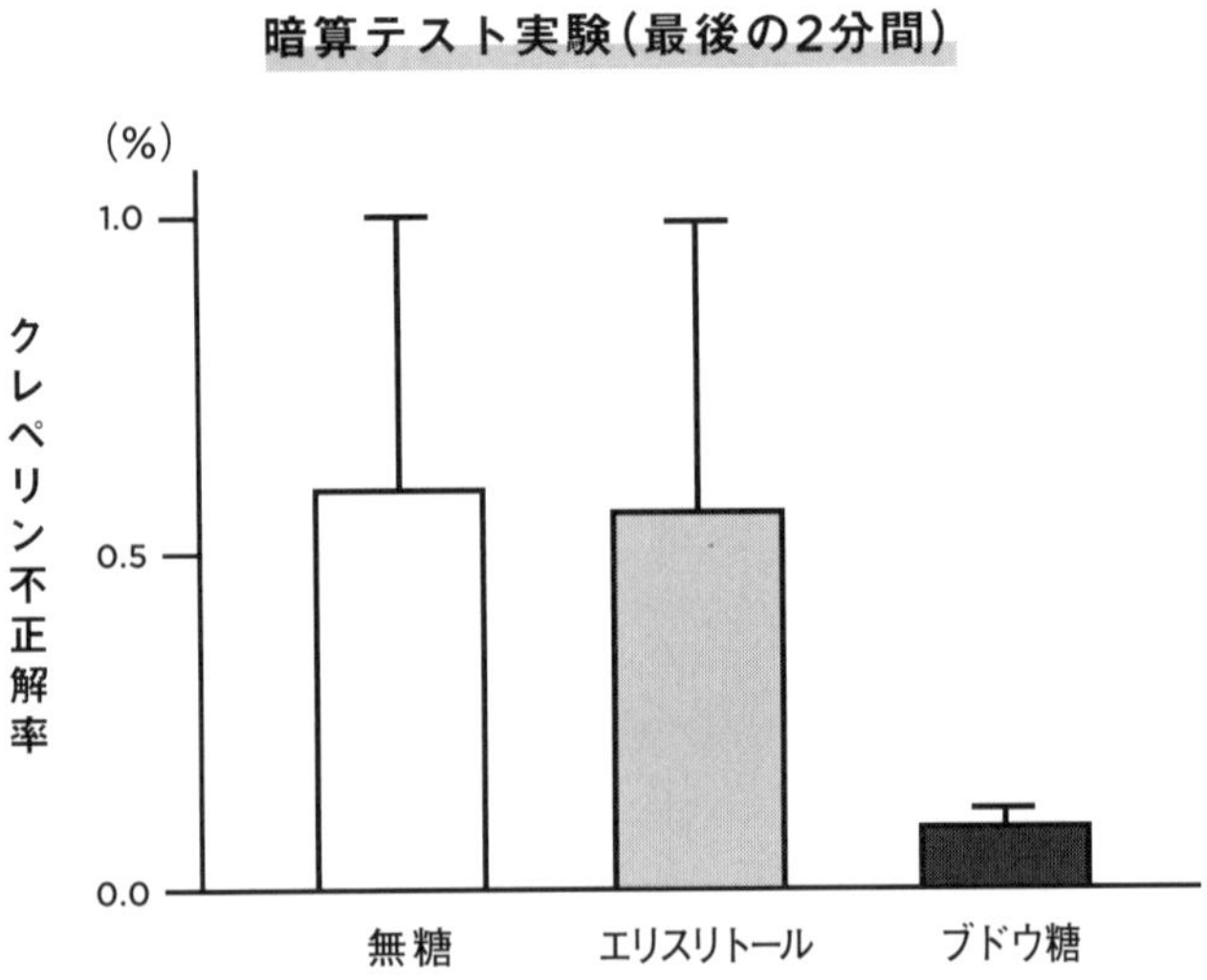

出典:松尾祐子他(2012)「精神作業に対するグルコース摂取の効果ー人工甘味料との比較ー」『神奈川県立保健福祉大学誌』(9(1))P15ー25.神奈川県立保健福祉大学を参考に一部改変

ブドウ糖(血糖値向上+甘味)、エリスリトール(人口甘味料+血糖上がらない)を使って、計算の正確性への影響を測定。15分間全体の不正解率で差はありませんでしたが、比較的集中力が低下しやすい最後の2分間はブドウ糖を摂取したグループで間違いが優位に減りました。

記憶力に影響する、糖質から生まれた「脳グリコーゲン」とは

脳に関する研究は、最新技術の発達とともに、現在加速度的に進んでいます。

脳のエネルギーに関しても、最近の研究で、今までの常識が大きくくつがえった例があります。

2012年の第26回管理栄養士国家試験でこんな問題が出ています。

Q　健常成人の脳における代謝に関する記述である。正しいのはどれか。

・脳は、グリコーゲンを貯蔵する
（グリコーゲンとは、主に肝臓に貯蔵されている糖分のかたまり。カロリー不足のときに糖に分解されて体のエネルギーになります）

ほかにもいくつか選択肢はあるのですが、グリコーゲンが貯蔵されるのは、肝臓と筋肉だけということで、当時この選択肢は間違い（×）とされていました。

ところが、最新の研究によって、このグリコーゲンが脳にも貯蔵されていることがわかってきました。

しかもこの「脳グリコーゲン（脳に貯蔵されているグリコーゲン）」は、私たちの記憶力などに、影響を及ぼしているというのです（＊2、＊3）。

●長期記憶も、短期記憶も、脳グリコーゲンが大切

私たちの記憶は、あらゆる情報がいったん海馬《かいば》に送られて整理整頓され（短期記憶）、そのあと大脳皮質《だいのうひしつ》に送られて記憶として定着します（長期記憶）。

つまり、海馬が働かなくなると、私たちは、新しい情報を何ひとつ覚えられなくなります。

そして、この記憶の中枢である海馬に脳グリコーゲンが存在します。

記憶の実験から、脳グリコーゲンは、物事を覚えるときに消費されることが明らかになり、記憶力の原料であるともいわれているのです（＊3）。

脳グリコーゲンがないと、長期記憶として定着することもありません（＊4）。**脳グリコーゲンが貯蔵されずに、海馬がエネルギー不足になると、記憶に大きな影響が起きる**というわけです。

また、脳グリコーゲンは、実行機能（課題を段取りよくこなす能力）とセルフコントロール力にも強く関連しているという報告もあります（＊5）。

そんな重要な役割を担う脳グリコーゲンを枯渇させないためにはどうすればよいのでしょうか。

それは、食事で糖質を摂取し、脳グリコーゲンを貯めるしかありません。

以上のことから考えると、糖質をある程度摂らなければ、長期記憶から短期記憶まで影響を受けてしまうといえるのです。

◎ グリコーゲンにはそれぞれに役割がある

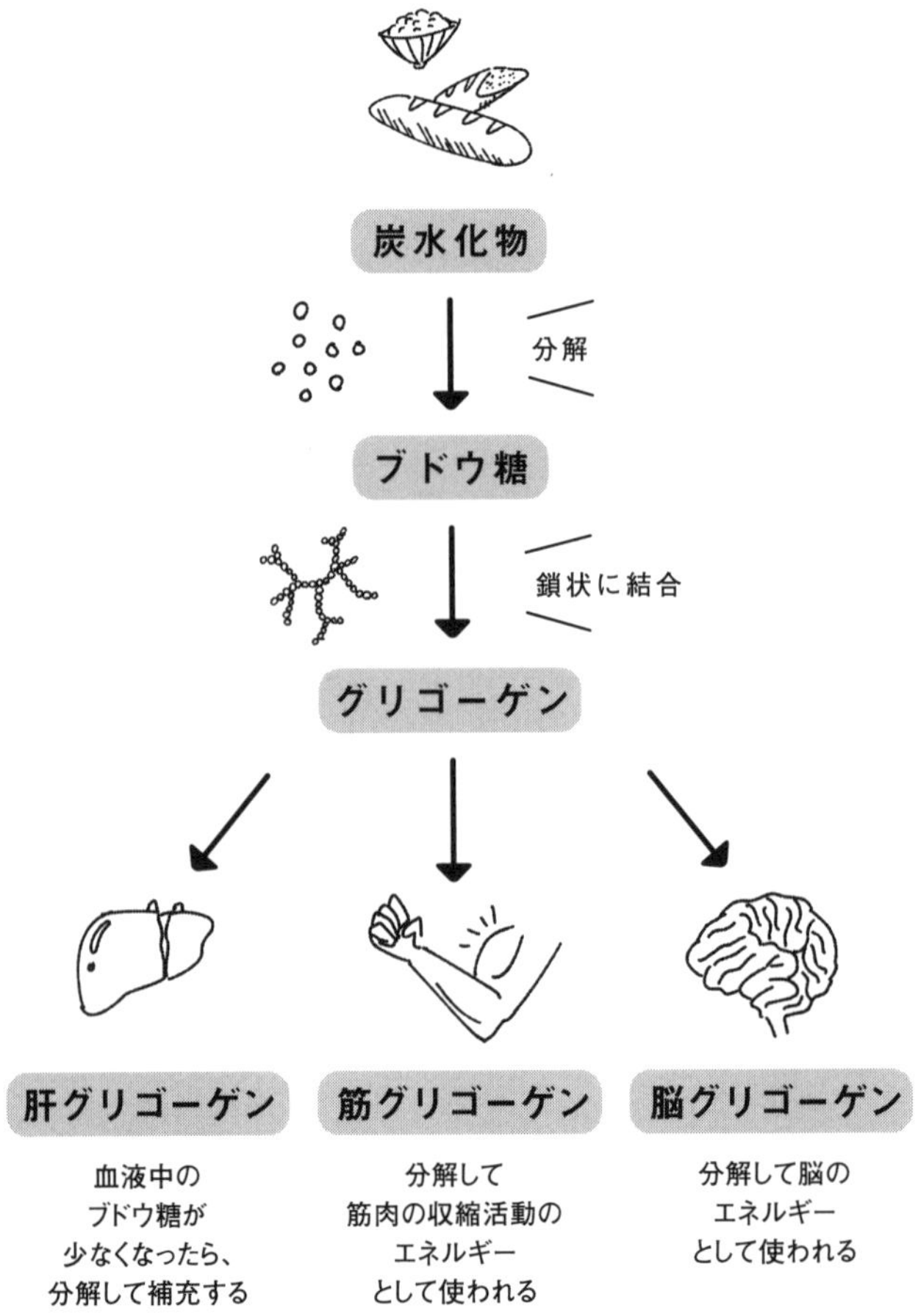

たくさん食べたはずなのに、脳がエネルギー不足を引き起こすわけ

脳には糖質が大切ということですが、そうすると、脳を十分に働かせるためには、糖質をたくさん摂ればそれでよいのでしょうか？

単純に考えると、毎回の食事でエネルギーとなる糖質をたっぷり摂っておけばいい、ということになりますが、精密機械以上に精密な人間の体は、そう単純ではありません。

実は**糖質をたくさん摂りすぎると、逆に「血糖値スパイク」という現象が起き、脳のエネルギー不足を引き起こしてしまいます**（＊6）。

スパイクというのは、鋭く尖ったという意味で、シューズのスパイクの先端のように血糖値が急上昇して、急降下する様子を意味しています。

食べすぎて満腹になると、頭がぼんやりしたり、集中力が切れたり、やる気が起きなくなったり、簡単なミスをくり返したり……。

そんな経験はないでしょうか。

これこそ、食べすぎによる「血糖値スパイク」が引き起こす低血糖が原因なのです。

どういうことなのか、見ていきましょう。

糖質が多く含まれているのは、白米、パンといったいわゆる私たちが主食として食べている食品です。

砂糖やはちみつといった甘いもの。それらを材料として使ったケーキや甘いお菓子にも、糖質が含まれています。

さらに、私たちの祖先の話で登場したでんぷんが含まれている食品にも、糖質は含まれています。

いも類やかぼちゃ、せんべいなどもそうです。

食事で摂った糖質は、胃や腸の消化管で分解・吸収され、ブドウ糖として血液に流れ込みます。

大量にブドウ糖が入ってくると、すい臓はインスリンというホルモンを分泌して、細胞に「糖を取り込め」と指令を出します。

その結果、細胞が糖を吸収し、一時的に高くなってしまったブドウ糖の濃度（血糖値）が元に戻っていくのです。

●脳の力を衰えさせる⁉「血糖値スパイク」

インスリンについて、理解していただいたところで、話を本題に戻しましょう。

なぜ、食べすぎると、エネルギー不足になるのか。これには、ここまで説明してきたインスリンが大きくかかわってくるのです。

たくさん食べて血中に大量のブドウ糖が一気に流れ込むと、すい臓が「間に合わない！」と慌てて、インスリンを大量に放出します。

すると大量のインスリンの働きによって、急上昇した血糖値が急激に下がっていきます。

これが「血糖値スパイク」です。

九州大学の研究では、40代以上の住民8000人に対して調査したところ、約2割の人にこの血糖値スパイクが見られたそうです。

同じような状況が起きているとすると、日本全体では1400万人以上もいる計算となります。

血糖値スパイクで、血液中のブドウ糖が不足すると、脳もエネルギー不足を引き起こします。

つまり、どんなにたくさんのエネルギーを補充しても、脳のエネルギーとなるブドウ糖が一気になくなってしまい、集中力、記憶力、実行機能、認知力、セルフコントロール力など、脳が司《つかさど》っている多くの力が衰えてしまう可能性があるのです。

◎ 血糖値が急上昇すると、パフォーマンスが急降下する！

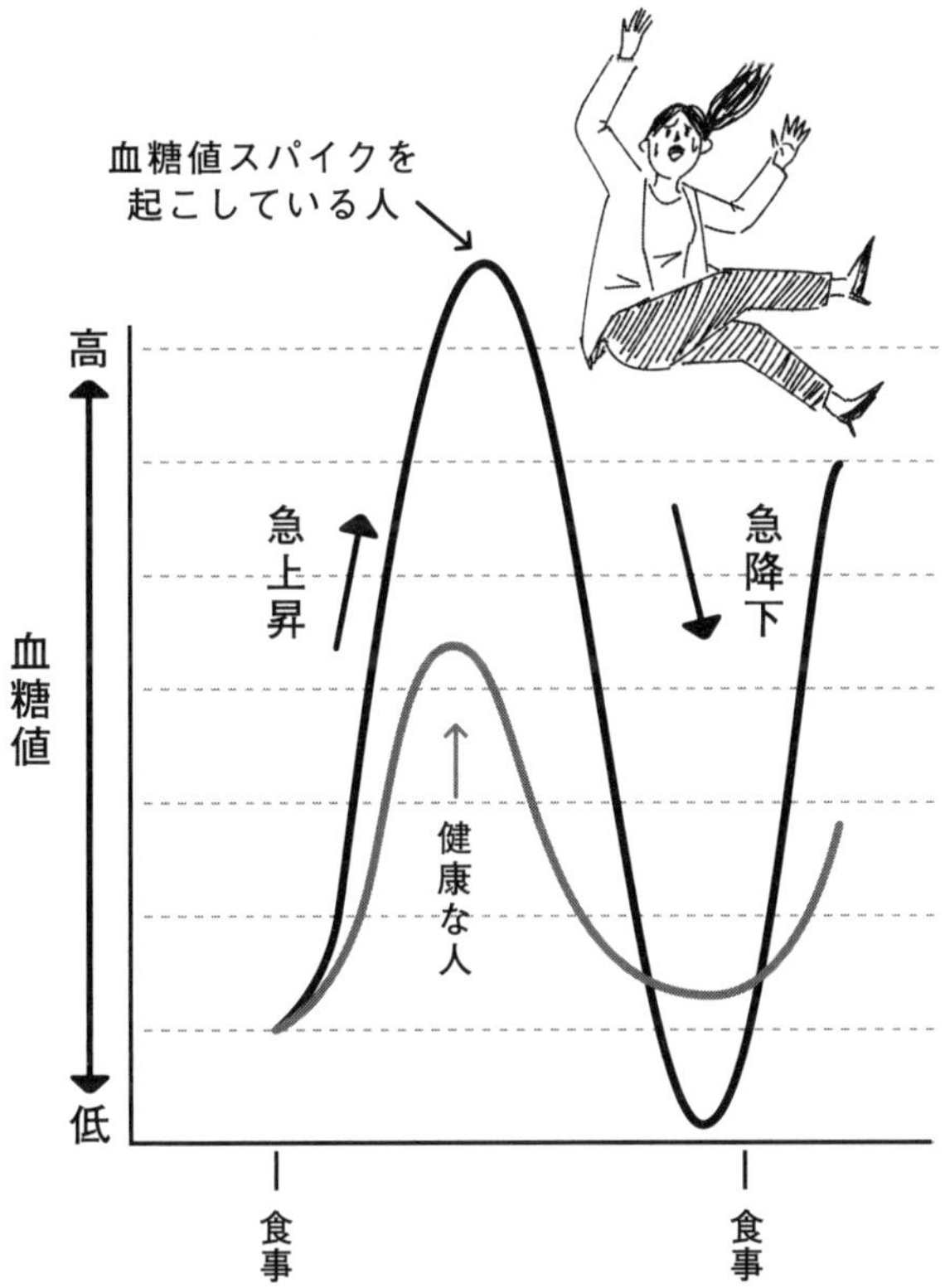

糖質をたくさん摂ると血糖値が急上昇し、インスリンが過剰に分泌されます。その反動で血糖値が急降下。それによって脳のエネルギーが低下、眠気や倦怠感が起きます。低血糖状態になると不安やイライラ、極度の空腹感などに襲われることになるのです。

※イメージ図（編集部作成）

イライラしたり、ネガティブになったりするのは糖質不足のせい⁉

糖質を摂りすぎるとよくないのであれば、逆にまったく糖質を摂らないとどうなるのでしょうか?

糖質が不足すると、幸福度が下がります。

例えば、皆さんは、おなかが空いてイライラしたことはありませんか?

実は、**私たちの脳は糖質不足で血糖値が下がりすぎると、脳はアドレナリン（闘争ホルモン）を分泌**します。

すると、気づかないうちに攻撃的になり、イライラしてしまうのです。その結果、どうしても集中しにくい状態になってしまいます。

空腹が満たされると、ほっとしたり心が落ち着いたりすることがあります。

栄養が満たされると、アドレナリンの分泌が止まり穏やかになります。

また、**気持ちが穏やかになるのは、脳内で、幸せホルモンといわれる「セロトニン」という物質**がつくられているからです。

そのお手伝いをするのがブドウ糖です。

セロトニンの材料は、タンパク質に含まれるトリプトファンというアミノ酸で、肉や魚などのタンパク質に大量に含まれています。

しかし、肉や魚を摂ったからといって、トリプトファンが脳内に運ばれるわけではありません。

トリプトファンを脳にしっかり届けるには、糖質を同時に摂ることが大事になってきます。

なぜなら、**糖質を摂るとインスリンが分泌され、次ページの図のように、トリプトファンを脳に輸送することができる**からです（＊7）。

○ 糖質がないとセロトニンができない!?

①トリプトファンのみの場合

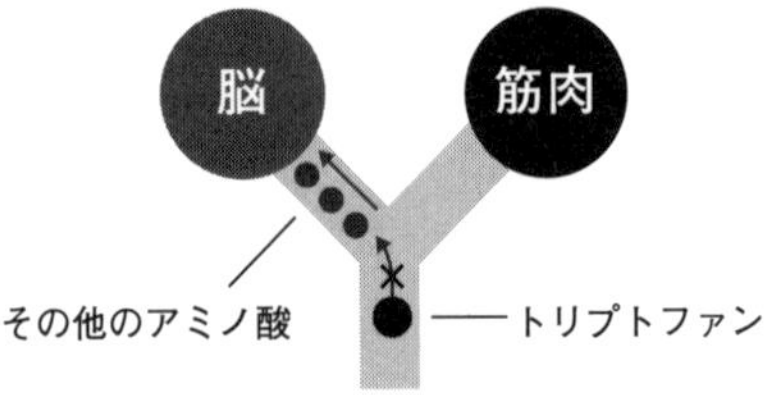

血液中にブドウ糖が少ないとインスリンの分泌も少ないため、タンパク質(アミノ酸)を摂ってもトリプトファンが脳に運ばれない。

②トリプトファン＋ブドウ糖の場合

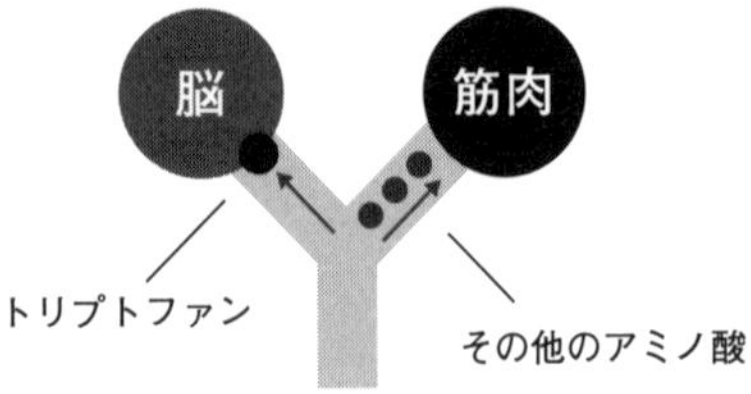

血液中にブドウ糖がたくさんあるとインスリンが多く分泌され、アミノ酸の多くは筋肉に運ばれ、トリプトファンが優先的に脳に届けられる。

つまり、肉や魚だけ食べてもセロトニンはできません。

一緒に糖質を摂らなければ、セロトニンはできないのです。

不安を感じやすくなったり、ネガティブな感情を抑えられなくなったりするのは、普段、糖質不足でセロトニンが少ないことが原因かもしれません。

脳が気持ちよく動いてくれないと、悪いことや間違っていると頭でわかっていても、抑えられなくなったりします。

例えば、太るとわかっているのに食べてしまう、お金が底をついているのにギャンブルをする、必要がないものを買ってしまう、病気の感染リスクが高いとわかっているのにパーティーに参加する……。

最悪の場合は、怒りを抑えられなくなって、人を傷つけてしまうこともあります。

実際、補導された非行少年の90％が低血糖（血液中のブドウ糖が不足している状態）だったというデータもあります（＊8）。

平常心を保って生活をするためにも、糖質は欠かせないのです。

仕事や勉強、長時間、脳のパフォーマンスを維持するなら「低GI食」!

仕事をしている方は、長時間の集中力やパフォーマンスを高めるために。
学生の方は、記憶力アップで勉強の効率を上げるために。

もし大切な場面で自分の能力を十分に発揮したいのであれば、何より脳を快適に活動させることが不可欠です。

そのためには、糖質が少なすぎても、多すぎても、脳は十分に機能できません。

「血糖値スパイク」を起こさないように食べることが大切になります。

それによって、仕事や学習でも集中力が高まり、ミスが少なくなったり、効率的に作業を行うことができるようになります。

また脳内のグリコーゲン量を維持することで、長時間の記憶力が保持できる効果も期待できます。

それでは、血糖値スパイクを起こさないように糖質を摂るにはどうするか?

そこで、私がおすすめするのが、「低GI食」を利用する方法です。

GIとは、グリセミック・インデックスの略で、食品を食べた後の血糖値の上昇を示す指標です。ブドウ糖を100として相対的に表しています(＊9)。

数値が100に近いほど食後の血糖値が急激に上がり、低いほど食後の血糖値の上昇がゆるやかになります。

つまり、**今日は集中力を上げたい、学習効果を高めたいというときに食事に低GIの食品を上手に取り入れると、血糖値スパイクを起こすことなく、脳に定期的にエネルギーを供給できる**ようになります。

低GI食が脳のパフォーマンスに与える効果は、いろいろな研究によって明らかになってきています。

例えば、12〜14歳の子どもたちを対象とした研究では、高GI（低GIと逆で食後の血糖値が上がりやすいもの）の朝食と比べ、低GIの朝食を摂ったときのほうが、記憶力や注意力などを調べる認知機能テストの結果がよかったという報告があります（＊10）。**49〜71歳を対象とした研究でも、認知テストのスコアが上がる**ことがわかっています（＊11）。

また、5〜18歳の子どもたちを対象として、朝食の主食の種類と脳の発達との関係を調べた研究によると、パンを食べることが多い人と比べて、パンよりGI値が低いご飯を食べることが多い人のほうが、神経細胞が集まる脳の灰白質《かいはくしつ》という部分が発達していることが明らかになりました（＊12）。

さらに、ご飯食の人はパン食の人よりも、見て記憶したり判断したりする能力（知覚統合指標）が高く、総合的な知的能力（全検査IQ）も高い傾向にあるという結果も示されています。

脳の1日のパフォーマンスを簡単に向上させたいなら、低GI食がお手軽で最もシンプルな方法の1つです。

◎「どれだけ血糖値を上げる食品なのか?」を表したのがGI

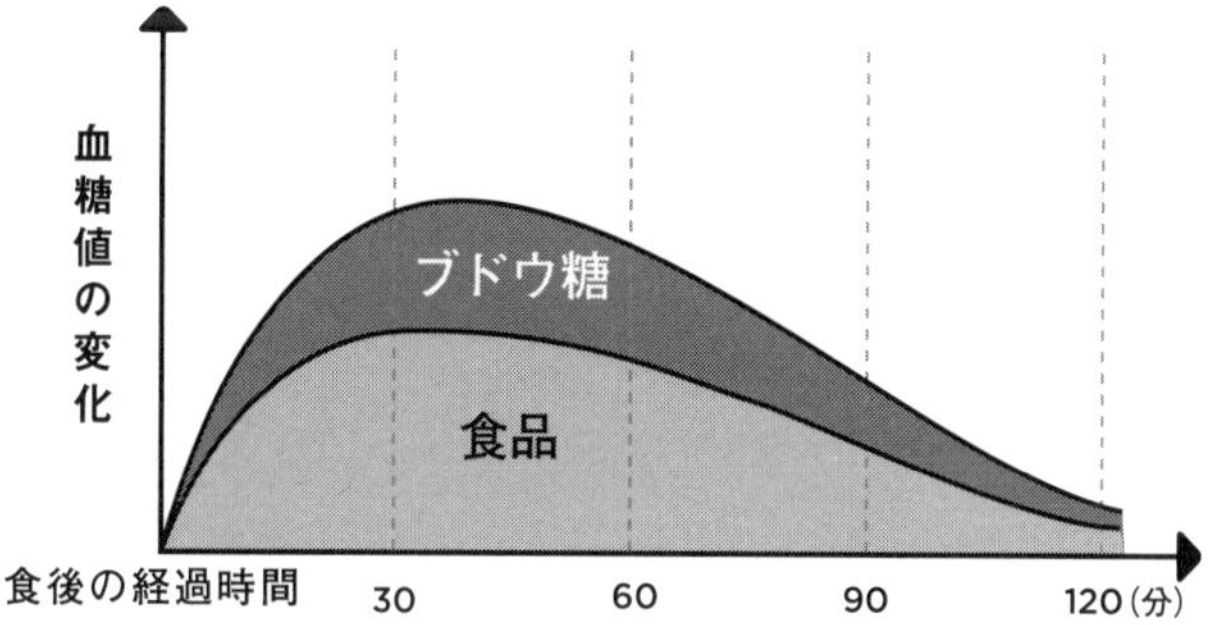

GIとは、グライセミック・インデックスの略で、食品を食べた後の血糖値の上昇を示す指標です。ブドウ糖を100として相対的に表しています。
※イメージ図(編集部作成)

◎GI値が高いと血糖値が急上昇する

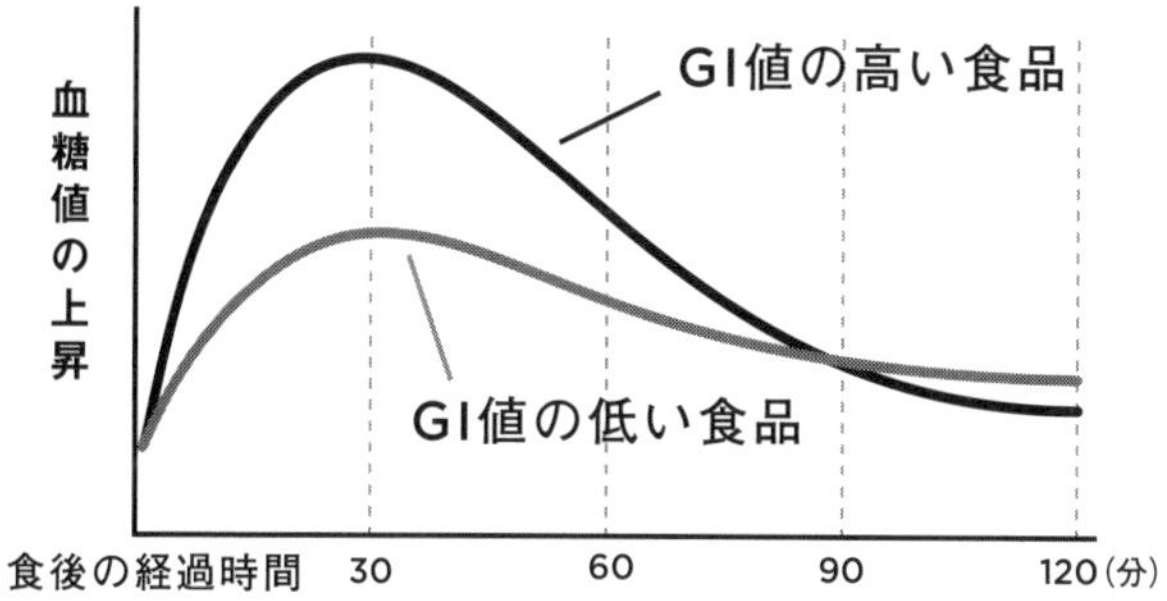

GI値が高い、低いは、血糖値をどれだけ急激に上げるかで判断されます。
※イメージ図(編集部作成)

「低GI食」を含むバランスのよい食事が、仕事や勉強の土台になる健康な体をつくる

効果的に脳のパフォーマンスを改善してくれる「低GI食」。実は、健康の面でもさまざまな効果が期待できます。

これが私が低GI食を生活の中に取り入れている理由の1つです。

健康を害することは、脳にも負担がかかり、結果さまざまなパフォーマンスの低下につながります。健康は脳が動くときの基盤となっています。

ご存じの方も多いかと思いますが、特に低GI食が健康に役立つ有名な例の1つが、糖尿病のリスクを軽減できることです。

高GI食で「血糖値スパイク」をくり返していると、そのたびに大量のインスリン

を分泌しなければならないすい臓が疲れてきます。

すい臓が弱ると、やがてインスリンを分泌する力が衰え、ブドウ糖が血液中にあまり、高血糖状態、つまり糖尿病を発症します。

しかも怖いことに、糖尿病を発症する約10年前から血糖値スパイクの現象が起きていることも報告されています。

日本人の**約2000万人が、糖尿病患者もしくはその予備群といわれていますが、低GI食は、そのリスクを軽減してくれる**かもしれないのです。

● 低GI食が認知症予防にもつながる

さらに、糖尿病になると、認知症のリスクが高まることもわかっています。

認知症の約7割といわれるアルツハイマー型は、脳のゴミといわれるアミロイドβという物質が、脳内に蓄積されることで認知機能が衰えるのではないかと考えられています。

このアミロイドβを除去するために、インスリン分解酵素（ＩＤＥ）が活躍するのですが、ＩＤＥは血糖値スパイクなどでインスリンが大量に分泌されると、インスリンの分解に使われてしまうため、アミロイドβを除去するところまで対応が追いつかなくなってしまうのです。

その結果、アミロイドβが脳に蓄積しやすくなり、アルツハイマーの発症の危険性が高まってしまいます。

あるデータによると、**糖尿病患者と予備軍は、正常の人と比べて４・６倍も認知症のリスクが高まる**といわれています。

そういった意味で、血糖値スパイクを防げば、歳をとっても海馬や大脳皮質の機能をいつまでも健康に維持できるため、私たちの大切な脳を常によい状態に保つことができるようになります。

低GI食で、リバウンド知らずの「食べながらダイエット」

低GI食には、ダイエット効果も期待できることが注目されています。

なぜなら、低GI食は摂っても血糖値があまり上がらないため、血液中の余分なエネルギー（ブドウ糖）が脂肪になりにくいからです。

また、やみくもに食事をすると、またすぐに食べたくなるという体験をしたことがあるかもしれませんが、その原因の1つは、**血糖値スパイクによる血糖値の急激な低下によって（血中のエネルギーが不足するため）、脳が「食べろ！」と指令を出す**からです。食べても空腹感に襲われて、また食べる。必要以上に糖質を摂れば、さらに太ることになります。

最近はダイエットの手法として糖質制限も人気ですが、極端に糖質をゼロにするようなやり方はデメリットが多いこともわかっています。なぜなら、**糖質があまりにも不足すると、その分、脳は筋肉を分解してエネルギーを補おうとする**からです。

結果として、体全体の筋肉量が少なくなるため、私たちが24時間消費できるカロリー（基礎代謝量）まで減ってしまいます。そのため悲しいことに、その場は**短期的に減量できても、太りやすい体質になってしまう**、つまりリバウンドをくり返してしまうのです。

そこで役立つのが、低ＧＩ食。低ＧＩ食は食べる満足度もありながら、血糖値が上がりにくいため、脂肪にも変換されにくく、筋肉も分解されずに健康な体を実現することができます。

このように、脳のパフォーマンスだけでなく、体や心の健康にもほどよくいいのが、低ＧＩ食です。

では、具体的に低ＧＩ食とは何なのか。どのように、日々の生活に取り入れていけばいいのか。

次章から、具体的な実践方法を紹介していくことにしましょう。

脳がエネルギー不足だと、やる気は出ない

脳のエネルギーが不足すると、やる気は出なくなります。

やる気のもとは、脳の側坐核《そくざかく》という部位から分泌される、ドーパミンという神経伝達物質だといわれています。

ドーパミンが分泌されるとやる気だけでなく、幸せな気持ちにしてくれたり、集中力がアップしたり、物事をポジティブにとらえられるようになったりします。

ドーパミンを増やす方法としては、自分へのご褒美を設定してから行動する、音楽を聴きながら作業する、瞑想《めいそう》する、原料になるタンパク質を摂るなどがありますが、これは、脳がちゃんと働いているというのが大前提。エネルギーが不足して動けない状態だと、すべてが絵に描いた餅になってしまうかもしれません。

「低GI食」で肌や髪、血管までも老化させる「糖化」と「酸化」を防ぐ

今回何度も登場する「血糖値スパイク」は、いつまでも若々しくいたいと思う私たちの天敵でもあることをご存じでしょうか。

なぜなら、**血糖値の急激な上昇は、「糖化（グリケーション）」と「酸化」という老化の原因トップ2とも呼ばれる現象を引き起こす**からです。

糖化とは、血液中にあふれてしまったブドウ糖がタンパク質とくっついてしまうこと（＊13）。その結果できたAGEs（糖化最終生成物）は、細胞や血管のタンパク質の機能を失わせるリスクがあるため、肌はハリを失い、髪はツヤがなくなり、骨までもろくなってしまうことがあります。

さらに、血管にAGEsが蓄積すると血管壁が炎症を起こしやすくなり、血管が老化してしまいます。

●低GI食で、体を攻撃する活性酸素の増えすぎを防ぐ

もう1つが、酸化です。

鉄などの金属を空気中に放っておくとサビ（酸化物）ができますが、私たちの体も同じように酸化が起きます。

原因は活性酵素。細胞やタンパク質が活性酵素によって攻撃を受けると、通常の機能が低下して、本来の働きができなくなってしまうことがあります。

血糖値スパイクが起きると、この活性酸素が大量に発生するため、細胞やタンパク質は酸化のリスクにさらされます。

その結果、**新陳代謝が滞《とどこお》りシミやシワ、たるみの原因**となってしまうのです。

脳の細胞も同じように攻撃を受けると、記憶力や思考力などの脳機能の低下に影響が出る可能性も考えられます。

「低ＧＩ食」を心がけて、なるべく血糖値スパイクを起こさないようにすることが、髪や肌だけではなく細胞の老化を防ぎ、いつまでも若々しく元気に生きる手助けをしてくれます。

第2章

集中力と記憶力を上げる「低GI食」実践・食事編

ほかほかご飯より、つるつるそば、メロンより いちご。低GIと高GIの見分け方

あらためて、GI値についてのおさらいから始めましょう。

GI値とは、食後の血糖値の上昇度を表す指数です。

100に近いほど血糖値が急激に上昇し、低いほど血糖値の上昇がゆるやかになります。

1981年に、カナダのトロント大学のジェンキンス博士らが、同じ糖質量でも食品によって血糖値の上がり方に違いがあることを発見し、提唱しました（＊9）。

このGI値を利用して「血糖値スパイク」を起こさないように脳に糖質を安定供給し、脳がベストパフォーマンスを発揮できるようにするのが、「低GI食」です。

今日は1日パフォーマンスを上げたいというとき、どのようにGI値の高い食品と

低い食品を見分ければよいのでしょうか。

ポイントは3つ。

①甘すぎるものは要注意
②炭水化物は、白い食べ物より黒い食べ物を選ぶ
③食物繊維が多いものを選ぶ

これがおおよその見分ける基本になります。

甘さは、そのほとんどがブドウ糖に起因しています。

当たり前ですが、あまりにも甘いものを食べると、血糖値が急上昇します。

砂糖をそのまま原料に使ったお菓子、甘すぎる果物も、それだけたくさんの糖質を含んでいるということになります。

スーパーなどで「糖度○度」といった広告やチラシを見たことがあるかもしれませんが、糖度とは糖質がどれだけ含まれているかを表す数値です。

15度なら、１００g中に15gの糖質が含まれています。

２つ目のポイントは「炭水化物は、白い食べ物より黒い食べ物」を選ぶこと。炭水化物は三大栄養素の１つで、さまざまな食品に含まれています。

なかでもたくさん含まれているのが、米やパン、そしてうどん、パスタといった麺類などの穀類。私たちが日常、主食として食べているものです。

炭水化物は糖質と食物繊維で構成されていますが、そのほとんどが糖質です。

しかし、含まれている糖質の量が食べ物の色によって異なるのです。

例えば、お米なら白米よりも茶色の玄米、白い食パンより茶色のライ麦パン、うどんよりそばのほうがＧＩ値は低くなります。**精製されていない色のついた炭水化物は糖の消化吸収をゆるやかにしてくれる食物繊維を多く含むため、血糖値の上昇をゆるやかにしてくれる**のです。

砂糖も、精製された上白糖より、黒砂糖のほうがＧＩ値は低くなります。

３つ目のポイントは、白米と玄米の違いのように、その食品に食物繊維がどれだけ含まれているか。

糖質がたくさん含まれている果物も、食物繊維が豊富な、例えばりんごやいちごなどは、食物繊維が少ないメロンやスイカよりもGI値が低くなります。

GI値の面でみると、フルーツジュースや果物ジャムは糖質が高くなります。

使用されているのが果汁のみになると、食物繊維が失われた食品になるからです。

食物繊維が豊富とされる野菜の中では、でんぷん質を多く含むじゃがいもや里いもなどのいも類は高GI食品になります。

低GI食品がどんなものか、なんとなくわかっていただけたでしょうか？

もちろん、高GI食品も食べてよいですが、仕事や学習などここぞというときは、低GI食品をうまく使うことが大切です。

例えば、肉や魚、乳製品などは糖質がそれほど含まれない低GI食品。積極的に摂りたい食べ物です。

ただし、**低GI食品だからといって、いくらでも食べていいというわけではないので食べすぎには十分気をつけて**ください。

◎ GI 値一覧表

果物	GI値
りんご	37
グレープフルーツ	25
いちご	40
パイナップル	59
ぶどう	46
ブルーベリー	53
キウイフルーツ	58
バナナ	56
オレンジ	43
メロン	67
スイカ	76
いちごジャム	51
桃	42
缶詰（桃）	52

※ビタミンやミネラル、ポリフェノールなど豊富な栄養素が含まれる果物も、実は糖質がたっぷり含まれている食品です。主食の炭水化物ほどGI値は高くありませんが、食物繊維が少なめのメロンや、血糖値上昇をゆるやかにする水溶性食物繊維が少ないパイナップルなどは果物の中では高GI食品なので摂りすぎに注意です。

主食	GI値
精白米	76
玄米	62
もち米	86
春雨	39
食パン	89
ライ麦パン	51
全粒粉パン	69
フランスパン	80
パスタ	46
うどん	62
そば	59
ビーフン	58
オートミール	54±4
コーンフレーク	77

※お米、パン、パスタ、うどんなど、主食といわれる食品は、脳のエネルギー源となる炭水化物がほとんどです。炭水化物は糖質と食物繊維で構成されていて、糖質量が多いほどGI値が高くなります。外見で見分けるポイントの1つは白いか、黒いか。例えば、白いお米（精白米）のほうが、黒い玄米より高GIになります。

野菜	GI値
かぼちゃ	75±9
じゃがいも(皮むきゆで)	85
フライドポテト	64
さつまいも(オーブン焼き)	94
さつまいも(ゆで)	44
にんじん	46
にんじん(皮むきゆで)	33
とうもろこし	59
山いも	53
里いも	48
甘味料	
はちみつ	55±5
果糖	19±2
ショ糖	68

※健康によいイメージのある野菜は、低GI食品と思いがちですが、じゃがいもやさつまいもなど糖質をたくさん含んでいるいも類やかぼちゃなどは野菜の中ではGI値が高めなので、大量に摂るときは注意が必要です。そのほかの野菜、例えば緑黄色野菜などは、食物繊維不足を補う意味でも積極的に摂るようにしましょう。

菓子類	GI値
高カカオチョコレート(72%)	29
高カカオチョコレート(86%)	18
ミルクチョコレート	39
せんべい	91
アイスクリーム	49
ポテトチップス	57
豆類	
ピーナッツ	18
カシューナッツ	25
大豆(ゆで)	18
グリーンピース	54
飲料	
豆乳	40
牛乳	30

※砂糖を使っているケーキや大福など、甘いものは高GI食品の代表。甘いものだけでなく、お米が主成分となるせんべいもGI値が高くなります。低GIのお菓子は高カカオチョコレートやナッツ類。一緒に飲むなら大豆が原料の豆乳、それから牛乳です。市販されている飲料水は糖質が含まれていることが多いので注意しましょう。

※上記GI値は、The University of Sydney glycemicindex.com、International table of glycemic index and glycemic load values: 2002、Foster-Powell, K.ら、Am.J.Clin.Nutr.,76(1):5-56(2002)を参考に作成しています。GI値は地域、検査対象によって数値にバラツキが生まれるため、上記数値は目安とお考えください。

午前中の仕事の効率は、前日の朝食に何を食べたかで変わる

それでは、集中力や記憶力を上げるためにどのように「低ＧＩ食」を有効に使っていけばいいのか、具体的な低ＧＩの食品をあげながら、説明していきたいと思います。

休日明けの朝は、脳だけでなく、体もなかなか覚醒してくれないことがありますよね。そして、気づいたら昼休みなんて人も多いかもしれません。

朝から重要な案件が入っていたり、午前中までに終わらせないといけない仕事があったりすると、「まだ頭が起きてないので……」では厳しいかもしれません。

入学試験や資格試験の当日だとすると、試験の結果にもつながってしまいます。

ここで大切になってくるのが朝食です。

忙しくて朝食を摂らないという方がいらっしゃいますが、パフォーマンスを上げる点からみると、それはよくないことだとわかってきています。

２０１８年に文部科学省で行われた「全国学力・学習調査状況調査」の小学6年生と中学3年生を対象としたリサーチでは、朝食を摂っている子のほうが、学力が高い（学校の成績や学力テストの点数がよい）ことが報告されています（＊14）。

東北大学の研究では「朝食を摂る習慣がある人は、学力も高く社会的に成功している割合が多い」こともわかってきています（＊15）。

また、全国の現役大学生４００名と社会人５００名を調べたところ、朝食を摂る習慣がある人は偏差値65以上の大学に合格した確率が朝食を摂らない人の１・５倍に高まり、現役合格した割合も7割になったそうです。

さらに、**年収１０００万以上のビジネスパーソンでは実に82％の人が朝食を摂る習慣があった**のです。第一志望の仕事で活躍していると自負する勝ち組のビジネスパーソンは84・6％も朝食を摂る習慣があることがわかりました。

朝食を摂る人ほど、体力測定の結果がよいという報告もあります（＊16）。よく、体を起こすのは、太陽の光と食事だといわれますが、朝食を摂って脳や体がよく動くようになるのは、かなり信憑性《しんぴょうせい》が高いことのように思われます。

さらにいえば、**前日の朝食が翌日のパフォーマンスに影響することがある**というと驚かれるでしょうか。

実は、朝食はその日の睡眠に影響することがわかっています。

脳は、寝ている間に今日1日に入ってきた情報を整理し、1日の疲れをとり、翌日に備えます。最近の研究では、睡眠中に脳内にたまったゴミをきれいにすることもわかってきました。2013年に権威ある科学誌の1つである『サイエンス』において、アメリカのロチェスター大学メディカルセンターの研究チームが発表した、「グリンパティックシステム」です（＊17）。

よく眠れなかったり、睡眠時間が短かったりすると、脳は準備不足で翌日を迎えることになり、パフォーマンスを発揮できなくなるのです。

また、ぐっすり眠れないと脳が働き続けることになるので、エネルギーも消費してしまいます（実際に睡眠不足は記憶の原料でもある脳グリコーゲンを減少させてしまいます）（＊18）。無駄に脳グリコーゲンを使えば、朝からエネルギー不足に陥ることも考えられます。

こうした睡眠に大きく影響を与えるのが、その日の朝食なのです。

私たちの体は、「睡眠ホルモン」「眠りのホルモン」といわれるメラトニンという物質が分泌されると体温が下がり、眠るための準備が整えられます。

そしてメラトニンは、朝になって網膜に光が届くと分泌がストップし、メラトニンの材料となるセロトニンの合成が始まります。そのときに必要なのが糖質です。1章で述べたように、セロトニンの材料となるタンパク質に含まれるトリプトファンは、インスリンが分泌されないと脳に届けられないからです。

整理すると、**前日の朝に糖分とトリプトファンを摂ってセロトニンを大量分泌→夜にメラトニンが大量分泌で熟睡→当日の朝から脳が元気**、という流れになります。

玄米や全粒粉のパン、オートミールなどの低GI食品を摂るとともに、魚や肉、大豆製品、乳製品などのタンパク質もしっかり摂る。

玄米ご飯に、卵焼きか焼き魚、豆腐のみそ汁、納豆といった、昔ながらの日本の朝食といったものもおすすめです。

これが、午前中から脳がテキパキ働いてくれる前日の朝食になります。

このような、セロトニンを重視した食事は、その日のパフォーマンスも上げる可能性があります。

セロトニンレセプターといわれるセロトニンの効用を受け取る物質は、大脳皮質や扁桃体《へんとうたい》、海馬などを含む記憶を司る場所にあります（＊19）。

それだけに**記憶力や思考力への影響も大きくなります。**

当然ながら分泌量が少なくなると、記憶力や思考力の低下につながります。

また、セロトニンの最新研究では、やる気のもとといわれるドーパミンというホルモンにも関係することがわかってきています（＊20）。

こうしたセロトニンを枯渇させないためにも、朝食は糖質とタンパク質が有効なのです。

◎ 朝はセロトニン、夜はメラトニン

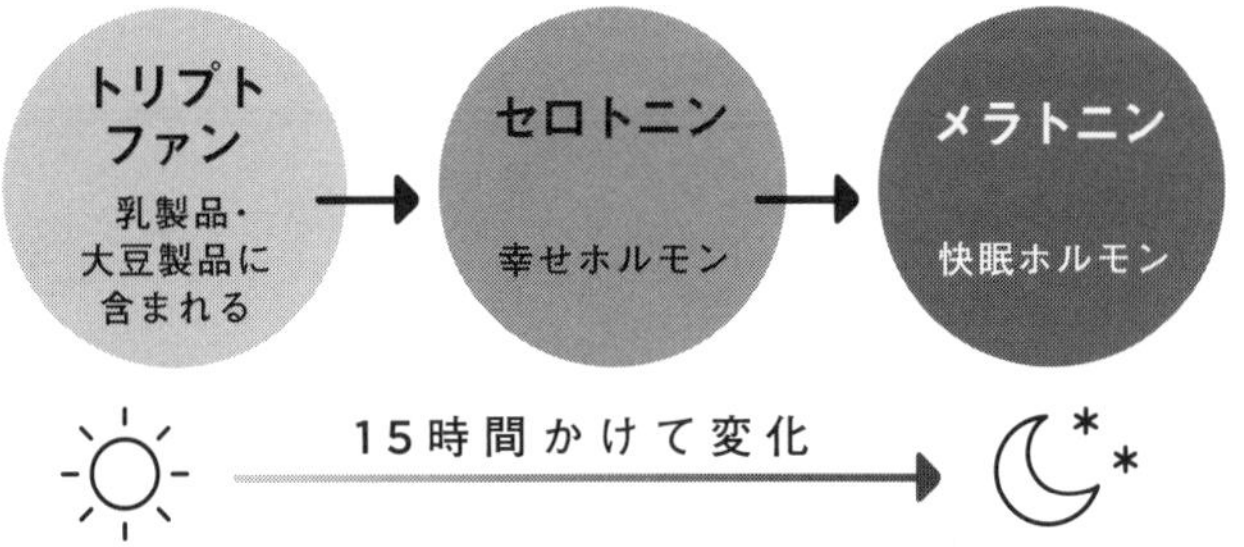

朝になるとタンパク質から摂ったトリプトファンからセロトニンがつくられ、夜になるとセロトニンからメラトニンがつくられる。

◎ トリプトファンを多く含む食品

分類	食品名	含有量(mg)
魚介類	かつお(生)	300mg
	まぐろ赤身	300mg
	あじ	230mg
	いわし	220mg
肉類	牛レバー	290mg
	豚レバー	290mg
	豚ロース	230mg
	鶏胸肉(皮付き)	220mg
乳製品	プロセスチーズ	290mg
	牛乳	41mg

分類	食品名	含有量(mg)
卵類	鶏卵	180mg
豆類	大豆	520mg
	小豆	220mg
	木綿豆腐	98mg
	油揚げ	270mg
	枝豆	150mg
種実類	アーモンド	200mg
	カシューナッツ	360mg
	くるみ	200mg

出典:『日本食品標準成分表2015年版(七訂)』より抜粋

昼食後のパフォーマンスを決める「脳活ランチ」はこれ

昼食後に眠くなったり、集中力が低下したり、だるくなったりするのは、「血糖値スパイク」による影響が大いに考えられます。

昼食にも「低ＧＩ食」を利用できれば、夕方まで脳を効果的に動かすことができるようになります。

朝食や夕食と違って、外食が多くなりがちなのが昼食です。

ファストフード店とか、コンビニとかで適当に済ませる場合でも「今日はパフォーマンスを高めたい」というときは、メニューや商品から、長時間脳を活発に動かす低ＧＩ食品を「脳活ランチ」として選ぶようにしましょう。

立ち食いの店に入ったら、うどんではなく、そばを食べる。

サンドイッチなら全粒粉のパンやライ麦パンを使ったものを選ぶ。

サイドメニューはフライドポテトではなく、オニオンリングにする。

ドリンクはミルクやウーロン茶にする……。

低ＧＩを意識するだけで、昼食後もその日1日の集中力を、維持できるようになります。

パスタも全粒粉を使っているものがよいですが、もう1つ、アルデンテのほうが、ＧＩ値が低いというデータがあります（＊21）。

自分でつくるときはもちろんのこと、お店選びの1つの参考にしてみてはいかがでしょう。

最近は健康ブームもあって、糖質を控えたメニューを用意しているレストランやファミレスなどが増えてきています。

もし午後も脳を効果的に使いたいときは、低ＧＩの昼食を意識してみてください。

● 手作りお弁当で、最高の「脳活ランチ」を

昼食に持っていける人は、お弁当がおすすめです。

まず1つは、外食ではなかなか摂りづらい低GI食品を意識して摂取することができるという点です。

もう1つは、**お米は冷えると食後血糖値が上がりにくくなる食事に早変わりするか**らです。

お米に限らず、パスタもうどんも、冷ますと食後血糖値が上がりにくくなります。

原因は、炭水化物の糖質に含まれる「レジスタントスターチ」。

レジスタントスターチとは、消化しにくいでんぷんという意味で、日本語にすると「難消化性でんぷん」。お米にはもとから含まれている成分ですが、このレジスタントスターチは、なんと、冷ますと増えるのです。

ブドウ糖がいくつも結合しているでんぷんは、加熱すると結合がゆるくなり、冷ま

すと再び結合が強くなります。

そのときに結合のされかたが複雑になって、ブドウ糖に分解されなくなってしまいます。

要するに消化されなくなるのです。

このレジスタントスターチは、例えば、炊きたてのお米を冷ますと、その量が約1・6倍になるといいます。

レジスタントスターチが血糖値を上がりにくくするのは、糖の消化吸収をゆるやかにしてくれる食物繊維と同じような働きをするからです。

小腸で消化されずに大腸まで届き、腸内の善玉菌のエサになったり、有害物質を排出したりして、腸内環境を整える。これは、水溶性と不溶性という食物繊維2種類の機能を兼ね備えていることになります。そのため、レジスタントスターチは「ハイパー食物繊維」と呼ばれることもあります。

午後も集中力を切らしたくないなら、理想はお弁当。難しいときは、低GI食品を選んで食べるようにしましょう。

◎ レジスタントスターチは、冷ますと消化しにくくなる！

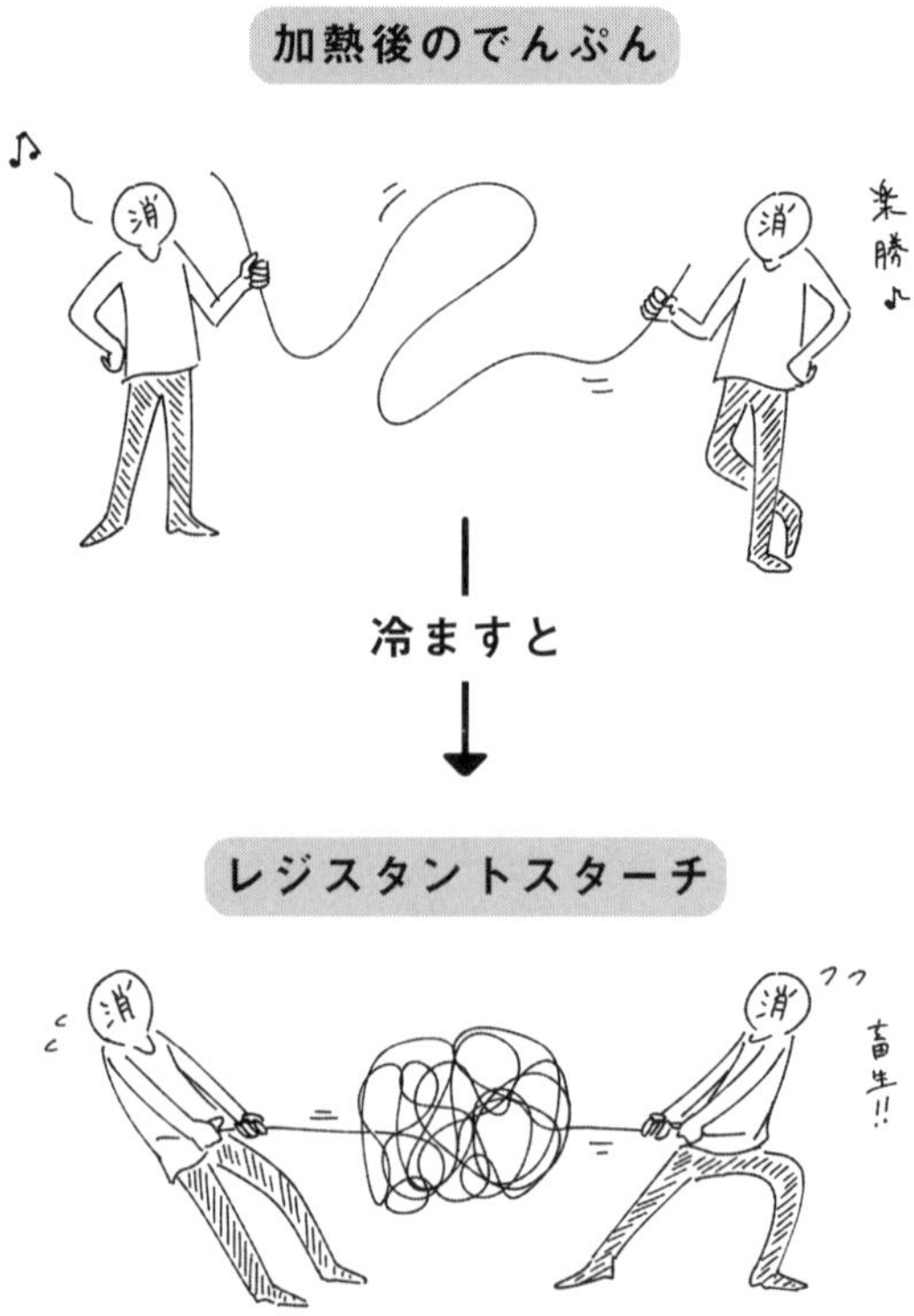

レジスタントスターチとは「消化しにくいでんぷん」。加熱すると結合がゆるくなり、冷ますと結合が強くなり、消化されないまま大腸に届きます。

◎レジスタントスターチを多く含む食品

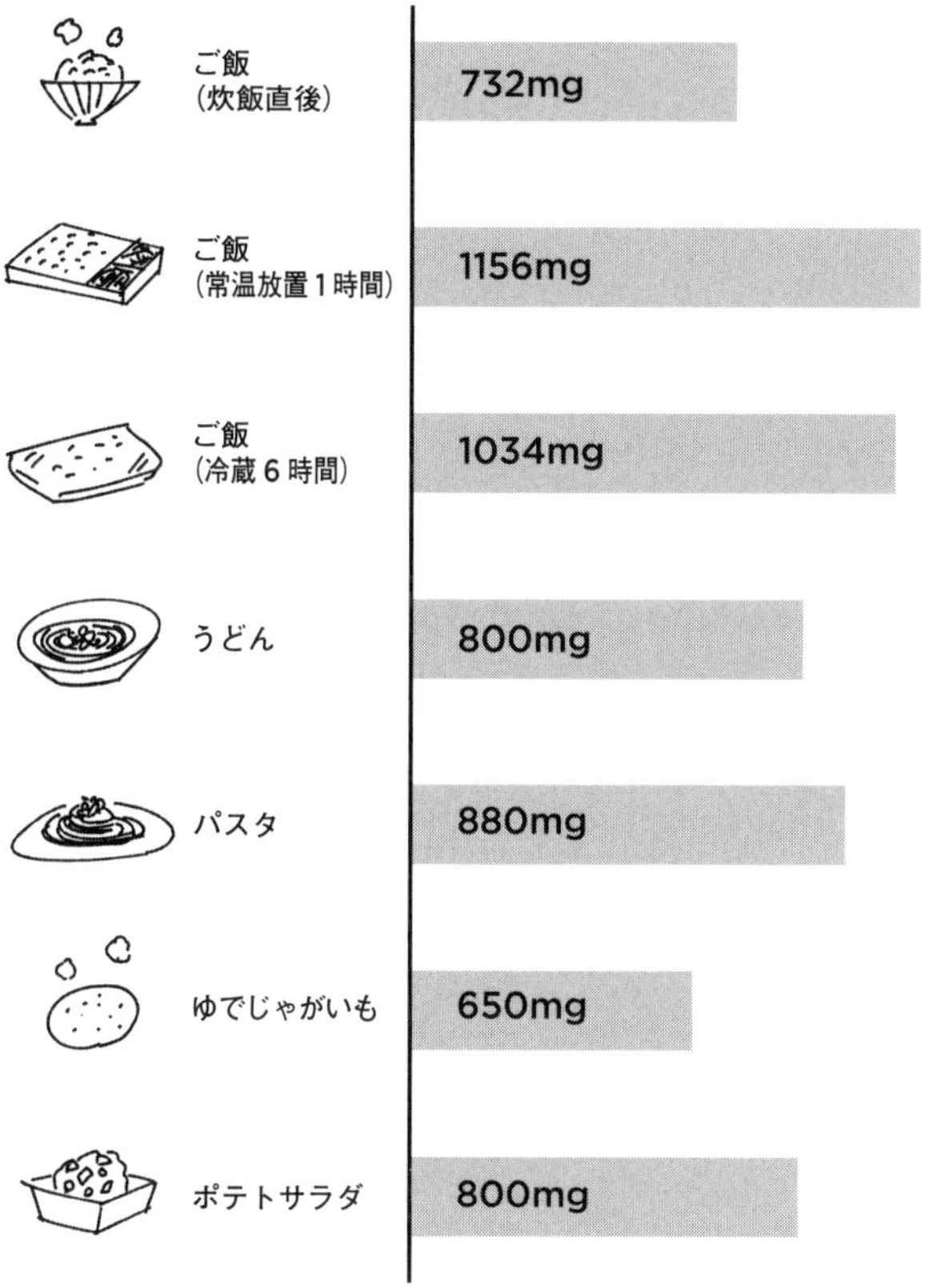

※ご飯200g、うどん200g、パスタ80g、ゆでじゃがいも50g、ポテトサラダ(じゃがいも50g)
出典:『炭水化物は冷まして食べなさい』(笠岡誠一／アスコム)

夕食には、グリシンたっぷりの「低GI食」で、次の日のパフォーマンスをUP！

やはり夕食でも気をつけたいのが、高ＧＩ食です。

２０２１年のアメリカのノースカロライナ州立大学の心理学部のSeonghee Cho博士らを中心とした研究によると、高ＧＩ食品を含む不健康な食事を摂ると、次の日の仕事の効率が下がることが報告されています（＊22）。

企業の97人に10日間リサーチした結果、夜に「不健康な食事をした」次の日の朝は、体の不調を訴えるケースが多く、援助行動が減り、離脱行動が増える傾向がありました。

その影響は午後まで続いたそうです。

援助行動とは人を助ける行為のことで、その行動が減ると、チームワークや組織全体のパフォーマンスを低下させることになります。

一方、離脱行動とは仕事を怠ける行為のことです。

ランチ時間を長くとる、仕事を早く切り上げる、仕事中に居眠りするなど、その行動が増えると個人のパフォーマンスが格段に落ちることになります。

● 眠りの質を高くする栄養素とは

夕食の「低GI食」のポイントは、朝食と同じように睡眠によい低GI食品を摂ることを心がけることです。

朝にトリプトファンが含まれるタンパク質を摂ることもそうですが、夕食で意識したいのが、「グリシン」という成分です（＊23）。

グリシンは、タンパク質を構成するアミノ酸の中で最も単純な形をしていて、皮膚や赤血球、肝臓などの成分として重要な役割を持っています。

グリシンには体の末端部分の血行量を増やして深部体温を下げる作用があり、その結果、眠りに入りやすくなります。

睡眠に問題がある人に、就寝30分前に3ｇのグリシンを摂ってもらった研究によると、翌日の朝の目覚めがよく、日中の作業効率がよくなったといいます（＊24）。

ありがたいことに、グリシンは、カジキマグロやエビ、ホタテ、イカ、カニなど魚介類の低ＧＩ食品や豚足、牛すじなどの動物性コラーゲンに多く含まれています。

これが、翌日の朝から脳をシャキッとさせる夕食の基本になります。

ただし、就寝直前のがっつりとした夕食は、胃腸に負担がかかり、眠りが浅くなってしまう危険性があるので注意しましょう。

◎ 翌日の脳をシャキッとさせるグリシンを多く含む食品

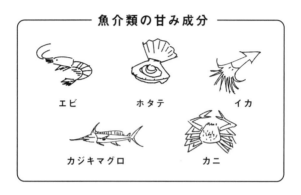

魚介類の甘み成分

エビ

ホタテ

イカ

カジキマグロ

カニ

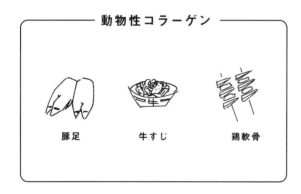

動物性コラーゲン

豚足

牛すじ

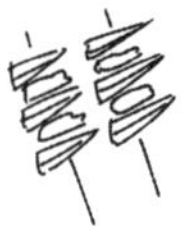

鶏軟骨

負けられない戦いがある人の「新☆勝負メシ」は、月見そば

受験や大事なプレゼンの前、試合当日など、「勝負にカツ」というゲン担ぎでトンカツを食べたり、カツオを食べたり。また、スポーツでも以前勝ったときと同じものを食べるなど、ここが勝負どころというときに食べる「勝負メシ」。

将棋界でも史上最年少四冠を記録し、快進撃を続ける藤井聡太名人も、試合のたびに「勝負メシ」がテレビなどで話題となっています。

一種の自己暗示といえるもののようにも思えますが、本当に脳に効果はあるのでしょうか？

2010年にケルン大学の心理学者リサン・ダミッツ助教授が行ったこんな実験が

あります。

28人の学生にゴルフのパットに挑戦してもらいました。パットとは、グリーン上にあるカップに入れるショットです（＊25）。

学生たちは、何もいわずにボールを渡されたグループと、「これは幸運のボールです」と伝えてからボールを渡されたグループに分かれました。

結果は、普通のボールグループは10回中4・75回、幸運のボールグループは10回中6・42回カップインに成功しました。

「幸運のボール」という意識が働いただけで、成功率が35％もアップしたのです。信じることで脳が活性化し、驚くべきパフォーマンスにつながることでよく知られているのは、医学の世界の「プラシーボ効果」でしょう。

医師から「この病気に効く薬です」といわれて渡される偽薬で、実際に症状が改善してしまう現象です。

これを食べたら勝てる、成功するなどと思いながら食べる勝負メシには、結果はともかく、脳が気持ちよく活動できる環境を高める効果があるようです。

だとしたら、勝負メシを脳が喜ぶ「低ＧＩ食」にできたら、一石二鳥です。

ゲン担ぎの効果プラス、食後血糖値の急上昇、血糖値スパイクを抑えることによって、昼間のパフォーマンスも上がります。

では、どういうものが考えられるか。例えば、**「ツキをソバにおく」**ということで**「月見そば」を食べるとか、「よい結果（ゲン）を結びつける」**ということで、**お弁当として「玄米おむすび」を持っていく**とか。

勝負メシとして定番のカツ丼も、お米を卵や肉と一緒に食べることでＧＩ値が意外と低いことで知られています（＊21）。

また、昼から大事な会議や受験のときは、炭水化物の量はいつもより少なめにしておくとよいかもしれません。

そして、休憩時間に、後ほど紹介する低ＧＩの間食で、エネルギーを補っていくと、血糖値スパイクが起きにくくなることが期待できます。

家事の生産性を上げ、健康と美容にも役立つ「低ＧＩ食」とは

ここまで、集中力、記憶力、仕事のパフォーマンスと、仕事をしている人の話のように思われた方もいらっしゃるかもしれません。

ですが、こと昼食に関していえば、仕事をしている人だけでなく、**家事のパフォーマンスを上げることにも「低ＧＩ食」はおすすめ**です。

よく、主婦や主夫の方から、家事の一番の天敵が、昼間の眠気だと聞きます。

昼間は、どうしても家に閉じこもりがちで、他人としゃべったり、話したりする機会も少ない。他人の目も少ないので、どうしても気が緩みがち。単調な作業も多く、脳への刺激も少ないというのが、原因となっているように感じます。

そんな状況で、食後血糖値が上がり、血糖値スパイクで脳のエネルギーが不足したりしたら、なかなか眠気に打ち勝つのは難しくなります。

だからこそ、昼間に作業を行うときは低GI食を意識することが大切です。

低GI食にすることで、家事がはかどる以外に、うれしい効果があります。

先ほど述べた、髪や肌を老化させる「糖化」や「酸化」が起きにくくなります。

特に、腸の調子は、肌の調子とも密接にかかわっているといわれていますので、**腸の調子を整えるヨーグルトや納豆、海藻類、皮膚の健康や皮脂のコントロールをしているといわれるビタミンB_2やB_6を含む豚肉やうなぎ、コラーゲンの生成に必要なビタミンCを含むいちご**などの低GI食品がおすすめです。

また、自分のリズムで間食を摂りやすいのが、家にいる人の強みでもあり、悩みでもあります。

昼食はバランスを意識して、おなかが減ったり、パフォーマンスが落ちたりしたら、後ほど紹介する低GIのおやつを補充するというのも効果的です。

郵便はがき

105-0003

切手を
お貼りください

（受取人）
東京都港区西新橋2-23-1
3東洋海事ビル
(株)アスコム

脳科学者が教える集中力と記憶力を上げる
低GI食
脳にいい最強の食事術

読者　係

本書をお買いあげ頂き、誠にありがとうございました。お手数ですが、今後の出版の参考のため各項目にご記入のうえ、弊社までご返送ください。

お名前	男・女	才
ご住所　〒		
Tel	E-mail	
この本の満足度は何％ですか？		％
今後、著者や新刊に関する情報、新企画へのアンケート、セミナーのご案内などを郵送または eメールにて送付させていただいてもよろしいでしょうか？　□はい　□いいえ		

返送いただいた方の中から**抽選で5名**の方に
図書カード5000円分をプレゼントさせていただきます。

当選の発表はプレゼント商品の発送をもって代えさせていただきます。
※ご記入いただいた個人情報はプレゼントの発送以外に利用することはありません。
※本書へのご意見・ご感想およびその要旨に関しては、本書の広告などに文面を掲載させていただく場合がございます。

●本書へのご意見・ご感想をお聞かせください。

ご協力ありがとうございました。

認知症の予防にも！高齢者におすすめしたい「低GI食」

人の名前がすぐに出てこない、昨日食べたものをパッと思い出せないなど、最近物忘れが多いと感じている人にも、おすすめしたいのが、「低GI食」です。

前章で紹介したように、糖質と記憶力には、密接な関係性があることが報告されています。

さらに、付け加えるのであれば、前述したように、低GI食が糖尿病を予防することによって、認知症の予防に大きく役立ちます。

前述したデータ以外にも、アルツハイマー病の危険因子として、糖尿病と関係があるという報告が出ています。

海外ではロッテルダムスタディの「糖尿病はアルツハイマー病の発症リスクを2倍にする」という研究成果があります（＊26）。

日本においても、九州大学医学部のグループが、1988年から、15年かけて60歳以上の男女1070人を対象に調査したところ、「糖尿病とその予備軍では、そうでない人に比べて、アルツハイマー病にかかるリスクが2倍にのぼる」と報告しています。

5章で詳しく説明しますが、脳の神経細胞を活性化して、「記憶力の維持にも大切な成分」であるといわれているDHAやEPAを多く含む青魚も低GIです。

また、**高齢者のタンパク質不足による筋力の低下もいわれている中、それらを豊富に含む肉類や魚類、卵もGI値が低い**ものになります。

高齢者の方に摂ってもらいたい栄養素を含んだものも多くありますので、ぜひ、さまざまな年代の方が、低GIを意識した食生活を心がけていただけたら幸いです。

「低GI食」を「毎日摂らなきゃ」と思った時点で、逆効果に！

「低GI食」を始めるときに、気をつけるのは、「毎日行わないといけない」と思わないことです。

「今日は集中して仕事をしたい」とか、「創造性を発揮したい」とか、「次の試験日まで効果的に学習したい」、「ミスなく作業したい」といったときに効果的に取り入れることが大切です。

無理やり何でも低GI食にしようとすると、脳にとっては逆効果。がまんすると大きなストレスとなり、幸福度が下がるからです。

セロトニンの分泌も悪くなります。

がまんは、いつまでも続きません。

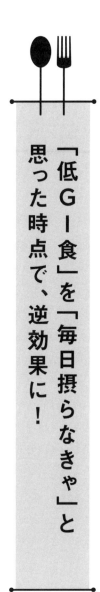

いずれ反動でストレスを解消するために暴飲暴食に走ることになります。

そして、暴飲暴食した罪悪感がさらなるストレスになるとともに、続けられなかった自分に自信をなくし、脳の状態が悪くなるという悪循環に陥ることになります。


ダイエットでリバウンドする話をよく聞きますが、がまんするから続かないし、反動が大きいからダイエット前より太ってしまうのです。


大切なのは、**ずっと低ＧＩ食を摂る必要はないということ**。

週に何度か自分のご褒美として高ＧＩ食の日を決めておくのもいいですし、１日のうちで低ＧＩと高ＧＩの食事をミックスして摂るのもいいでしょう。


ただし、夕食は高ＧＩ食だと太りやすくなるので、体重が気になる方は、低ＧＩ食を取り入れながら、よく噛《か》んで食べることをおすすめします。

よく噛むことで、食べすぎの予防などのダイエット効果が期待できるからです。

それでも高ＧＩ食を摂りたいときは、１日くらいなら問題ありません。

人間の体は常に代謝によってエネルギーを消費しているため、よっぽどの大食いでない限りは、たった1日高ＧＩの食べ物を摂ったところで、大きな影響があるとは考えにくいです。

それよりも、がまんし続けるデメリットのほうが大きいと考えます。

●「がんばらなくちゃ！」が継続の邪魔をする

「がんばらないことは、継続する秘けつでもあります」といわれたら、驚かれるでしょうか。

実は毎日やろうと努力するほど、私たちはその行動を義務に感じてストレスになり、やがて続けられなくなることがわかっています。

逆に、**毎日やってはいけないと行動を制限されると、逆にやりたくなります**。

そのほうが習慣化する確率が高くなることもわかっています。

アメリカのカリフォルニア大学の研究によると、感謝日記を週3回つけたグループと週1回（日曜日のみ）つけたグループでは、週1回の人たちのほうが継続率が高かったという報告があります（＊27）。

私の会社でサポートさせていただいているクライアントの方々も、何を始めるにしても、**ルールに縛られないほうが、確実に習慣化できたり、長続きする傾向がある**ように思います。

低GI食は、私たちの脳にさまざまなメリットをもたらします。

しかし、だからといって、これが絶対と決めつけて、何がなんでもそれを実行するとなってしまっては、意味がありません。

低GI食は、必要なときに脳が最大限のパフォーマンスを発揮できるように、うまく取り入れるようにしましょう。

白いお米が食べたい！　たまには違うものが食べたいときの裏ワザ

脳にとって「低ＧＩ食」をうまく利用することは大切なことです。

低ＧＩ食は特に集中力や学習力を高めたいときに最適です。脳がテキパキと働いてくれるようになります。もちろん、先ほど述べたように、**ときどき高ＧＩ食にしたからといって、脳のパフォーマンスがガクンと落ちることはありません。**

とはいうものの、集中力が切れたり、判断力が鈍ったりすると困るときでも、どうしても白いお米が食べたい、白いパンが食べたい、うどんが食べたいときもあるかもしれません。

そういうときに使える裏ワザがあります。

1つは、1日3食ではなく、もっと食事の回数を増やし、小分けに食べることです。白いお米、要するに高GI食品でも、小分けにして食べると食後血糖値が急激には上がりにくくなります。低GI食を脳が喜ぶのは、脳にダメージを与える血糖値スパイクを起こさずに、エネルギーを供給してくれるからです。

それが、高GI食品でも量を減らせば可能になります。

血糖値スパイクが起きるのは、前に述べたように、大量のブドウ糖が血液中に一気に流れ込むのが原因ですが、**高GI食品でも食べる量が少なければ、流れ込むブドウ糖の量も少なくなり、それだけ血糖値は上がらなくなります。**

そうなるとインスリンが過剰に分泌されることもないので、血糖値が急降下することもありません。

もう1つは、食べる順番。

野菜を初めに食べる「ベジファースト」が健康法やダイエット法としてテレビなどで取り上げられますが、実際に科学的な観点からも、野菜を先に食べて高GIの主食を最後に食べると血糖値スパイクを防げることがわかっています（＊28）。

さらに、野菜でなくても肉を最初に食べるミートファーストでも、魚を最初に食べるフィッシュファーストでも、高ＧＩの食品をあとに食べるようにすれば、血糖値の急上昇を抑えることができるともいわれています。

鍋のしめに食べるおじやなど、**白いお米を最後に食べるほうが、おかずとお米を交互に食べるより血糖値の上昇がゆるやかになる**というデータもあります。

高ＧＩの主食を最後に食べることで血糖値の上昇がゆるやかになるのは、タンパク質や脂質を摂ると分泌されるインクレチンという消化管ホルモンが、血糖値の上昇を抑えるからです。

また、何度も登場している食物繊維には、糖質の消化・吸収をゆるやかにし、やはり血糖値の上昇にブレーキをかける効果があります。

2つの裏ワザを紹介しましたが、いずれも1食で摂る糖質量が多すぎると効果は激減するので注意してください。

◎野菜だけではない。肉も魚も先に食べると血糖値の上昇を防ぐ!

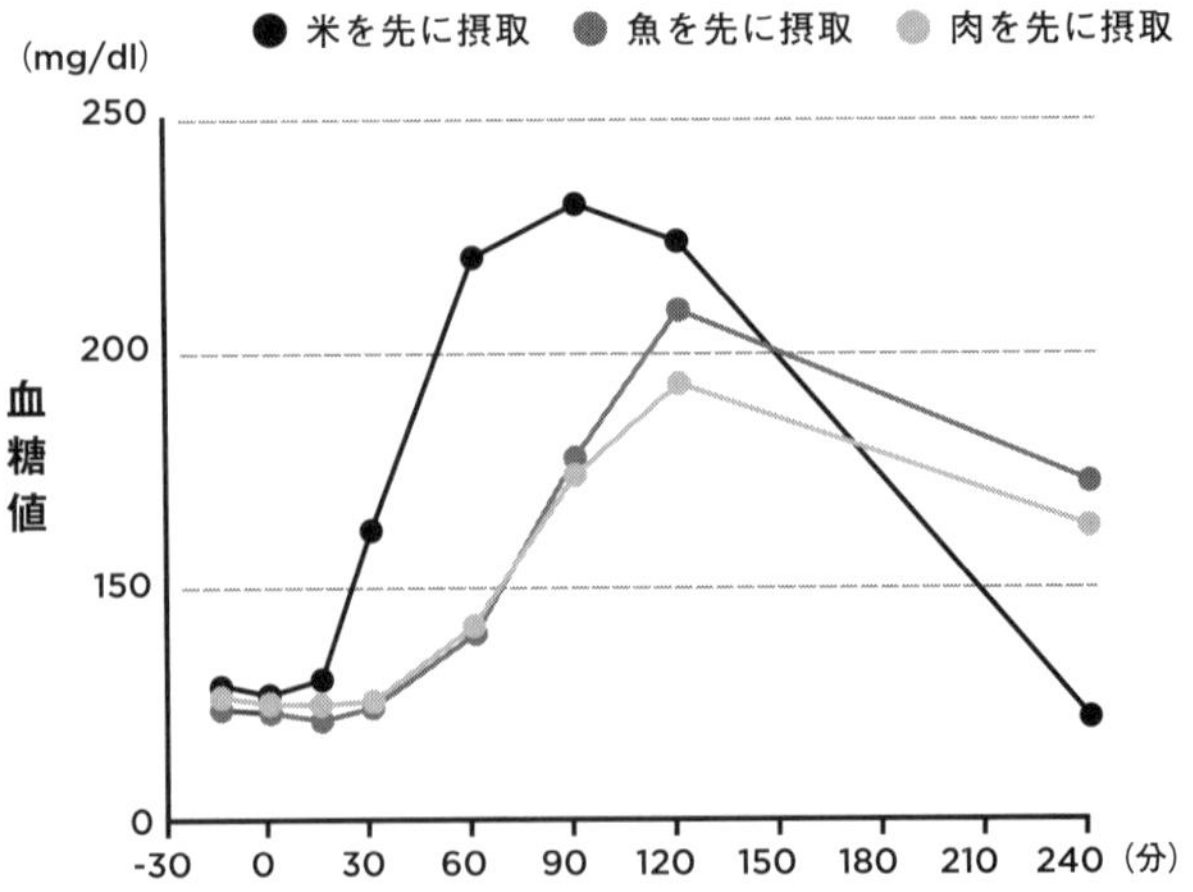

出典:関西電力医学研究所

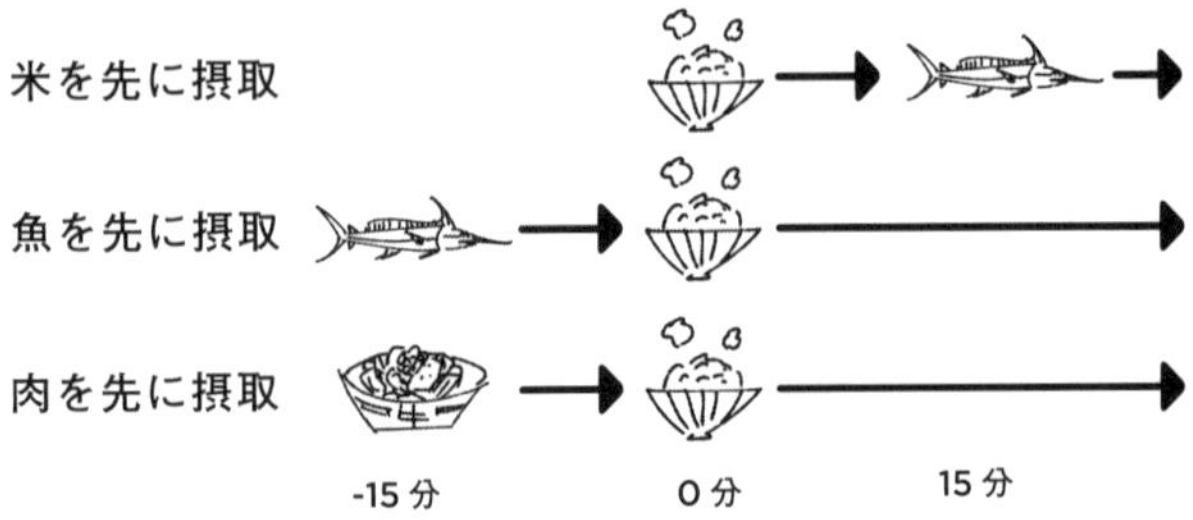

ベジファーストだけでなく、ミートファーストも、フィッシュファーストも、血糖値の上昇をゆるやかにしてくれます。

エナジードリンクは、効率よく仕事や勉強するのには向かない

食後の眠気を覚ましたり、ぼんやりした頭をシャキッとさせたりするために、エナジードリンクを飲んでいる人がいます。

たしかに、エナジードリンクに含まれているカフェインを摂ると、目が覚めます。これは、眠気を促すアデノシンという物質の働きを抑えることで脳が覚醒するからです（＊29）。**その効果は、カフェインに敏感な人では15分ほど、一般の人では60分ほど続く**といわれています。

本当に短時間だけなら有効な方法といえるかもしれません。

ただし、大体のエナジードリンクには多くの甘味料が入っているため、血糖値が急激に上がる危険性があります。

そうなると、**カフェインの作用が切れた後、血糖値スパイクによる脳のエネルギー不足で、集中力などが低下したりすることも、十分に考えられます。**

また、短時間だけ有効なら効果を持続させるため、カフェインが切れるたびにエナジードリンクを飲み続ければいいと考える方もいらっしゃるかもしれませんが、これは、とても危険です。

米国のガイドライン2015－2020によると、健康面から、成人のカフェインの摂取量は1日に400㎎、子どもは1日に100㎎を超えないようにとされています。一般的なエナジードリンクのカフェイン含有量は1本で160㎎ですから、子どもの摂取上限をすでに超えています。

イギリスでは、スーパーなどの量販店で16歳未満の子どもへの販売を止める自主規制が行われています。

以上のことから、長時間、仕事や勉強をするときは、エナジードリンクを頼るよりも、これまで述べてきたように、「低GI食」を効果的に取り入れるほうが、効率の面でも健康の面でも、効果が期待できます。

満腹になると眠くなるのは、胃に血液が行くからではない！

「満腹になると、眠くなる」、こんな経験をした人は、きっと少なくないのではないかと想像します。

私もそんな体験をしてきた1人ですが、昔、学校の先生から「それは胃に血液が集まって、脳に栄養がいかないからだよ」と説明されたことをよく覚えています。

当時はなるほどと納得していました。そんな説明をされた人も多いのではないでしょうか。

しかし、**最新の研究では、満腹になると食欲を司る脳内物質オレキシンが減少するため、眠くなる**ことがわかってきています。

なぜなら、この食欲を司る**オレキシンは、脳に覚醒作用を引き起こす有名な神経伝達物質**でもあるからです。

その量が少なくなると、集中力や記憶力なども低下し、眠くなってしまうのです（＊30）。

私も以前、睡魔に抵抗できず、とても苦労したことがありました。

私の場合は特に大学時代、研究室で昼食後に論文を読むことがよくありました。たくさん読みたい気持ちはあるのに、眠くてまったく頭の中に入ってこない。結局読み終わるのに時間がかかり、夜遅くまで仕事をすることになって疲れる。そうなると余計に疲れがたまってしまう。そんな悪循環にはまっていた時期がありました。

なんて意志が弱いのだろうと、自分に対して悲しくなったこともあったものです。

しかし、今になって、その眠気の原因は、昼食にたくさんの糖質を摂っていたことが理由だったかもしれないと思います。

大盛りのご飯に、野菜なしのおかずに、Lサイズコーラ、本当に過剰に糖分を摂っていました。

チーズバーガーを10個食べれるか、友人と競争して、最後は意識がもうろうとしたこともあったくらいです。

日本の調査によると、**居眠りをした学生は、居眠りしていない学生と比べて、食後の血糖値の変動が激しかった**という報告があります（＊31）。

逆に、変動が少なかった学生は居眠りが少なかったことが報告されています。

私はこのことを知ってから、午後に大切な作業や創造性の高い仕事をするときは、昼食に糖質を大量に摂らないよう気をつけるようになりました。

今もこの文章を書いていますが、執筆するときは必ず低ＧＩ食を意識して食事をしています。

朝から夜まで疲れずに集中して仕事ができるので、本当に助かっています。

第3章

集中力と記憶力を上げる「低GI食」実践・間食編

「間食はよくない」という決めつけが、効率を下げる

忙しすぎて食事を摂る時間もない。

仕事や勉強に集中していたら、昼食を摂るのを忘れてしまった。

朝は時間がなくて面倒くさいから食べない……。

いろいろな理由から食事を抜くことがありますが、それが朝食でも、昼食でも、夕食でも、**空腹の時間が長くなるのは脳にとっていいことではありません。**

まず、脳へのエネルギー供給が滞り、記憶の原料となる脳グリコーゲンも欠乏し、イライラするアドレナリンも放出されるため、長時間集中することが困難になってきます。

脳のパフォーマンスを維持したいなら、1日3食が基本です。

といっても、朝食、昼食、夕食を毎日同じ時間に摂れるとは限りません。

打ち合わせが長引いたり、区切りがいいところまでがんばったりしていると、食事の時間がずれることがあります。

特に夕食は、その日の状況によって遅くなってしまうこともあるのではないでしょうか。

いつもの夕食時間が昼食を摂ってから8時間後、9時間後という方もいるかもしれません。

そういうときに摂りたいのが、「間食」です。

いつも夕食の時間が21時半ごろになるという時間栄養学の第一人者である、早稲田大学の柴田重信教授が、こんな実験を行いました。
①間食を摂らない
②ようかんを17時半ごろに食べる
③ようかんを夕食後に食べる
皆さんは、①〜③のどれが最も血糖値によかったと思いますか？

こんな結果となりました。

①間食を摂らない　→夕食で一気に血糖値が上がる

②ようかんを17時半ごろに食べる　→血糖値が抑えられる

③ようかんを夕食後に食べる　→さらに血糖値が上がり、就寝前まで続く

①は、先ほど述べたように空腹時間が長くなっているので、夕食を摂ると血糖値が上昇。③は、夕食後にさらに糖質を摂るため、血糖値が上がります。

しかし、食前にようかんを間食したグループ②は、血糖値が抑えられたのです。ようかんを間食しても、夕食後も血糖値が上がりにくいのは、「セカンドミール効果」と呼ばれています。

セカンドミール効果とは、ＧＩの提唱であるジェンキンス博士が発表した概念で、**最初に摂る食事（ファーストミール）が、次に摂る食事（セカンドミール）の後の血糖値にも影響を及ぼし、血糖値の急上昇を抑制する**というものです。

特に豆類など食物繊維を多く含む食品を最初に摂ると、次の食事の血糖値がそうで

ない場合に比べ下がることが報告されています（＊32）。

例えば、朝9時に①大豆焼き菓子を食べる、②米せんべいを食べる、③水を飲む（何も食べない）の3つのグループに分け、それぞれ3時間後の12時に市販の栄養食品を食べてもらいました。

すると、大豆菓子を食べたグループだけ食後の血糖値が約50％も下がったのです。

私は積極的に摂る間食を「攻めの間食」と呼んでいますが、食物繊維が豊富な、後で詳しく紹介する高カカオチョコレートや果物などもよい候補と考えられます。

朝食と昼食の間は4～5時間くらいになりますが、昼食と夕食との間は6～7時間くらい、場合によってはもっと開くことがあると思います。

そんなときは、**空腹をがまんせずに間食を摂りましょう。特に食物繊維が豊富なものがおすすめ**です。

そうすることで、夕方以降の仕事や勉強がはかどる可能性が高くなります。

ただし、間食は空腹時間が長くなるときに有効ですので、早い時間に夕食を摂るときやおなかがいっぱいのときは控えるようにしましょう。

◎食事を抜くと、それだけ血糖値が急上昇！

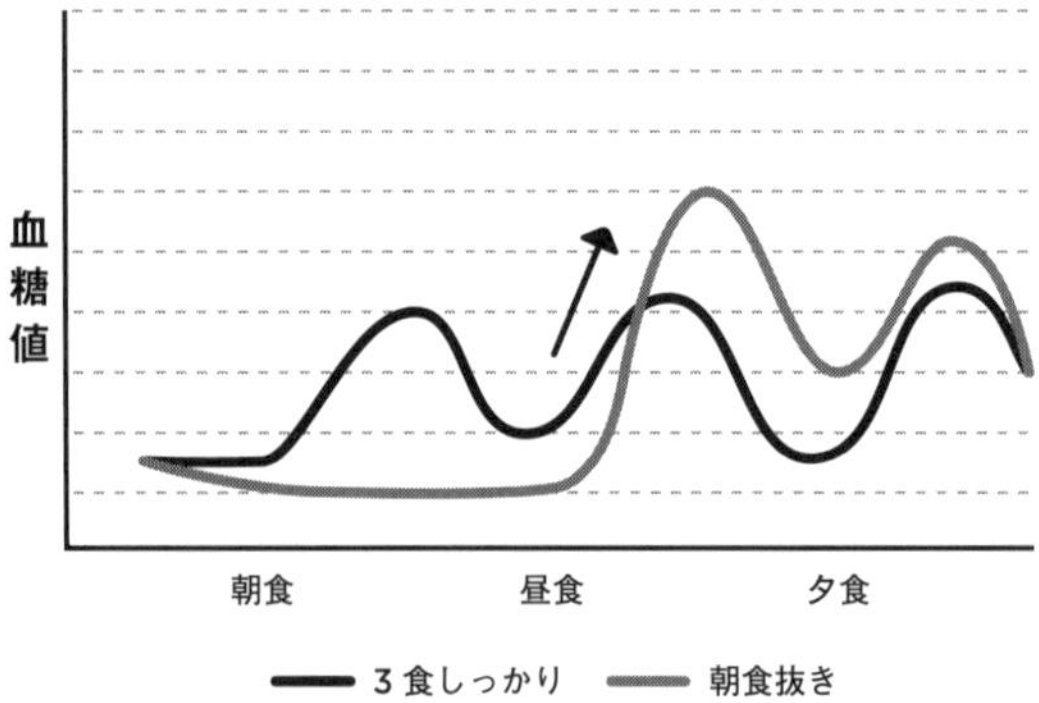

1食抜くと、それだけ血液中のブドウ糖が少なくなるため、食事を摂ると血糖値が急上昇してしまうことになります。
※イメージ図（編集部作成）

◎同じものを食べても2回目は血糖値の上昇が抑えられる！

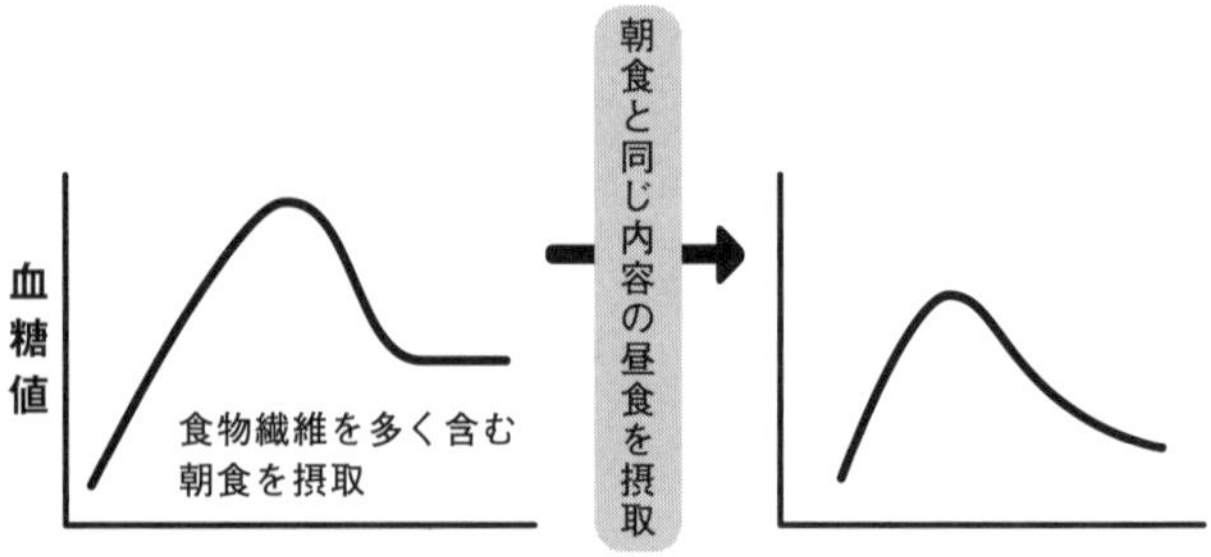

低GIの朝食を摂ると、昼食で朝食と同じものを食べても、血糖値の上昇がさらにゆるやかになります。
※イメージ図（編集部作成）

受験期の夜食は、絶対に「低GI食」がおすすめ

「間食がよくない」という理由には、「間食すると太る」というイメージがあるからではないでしょうか?

実は、間食には太りやすい時間帯と太りにくい時間帯があります。

太りにくい時間帯とは、6～16時。つまり**「3時のおやつ」は、太りにくい間食**でもあるのです。

というのは、その時間帯は、脂肪の合成が鈍くなる時間帯だからです。

脂肪の合成を促す働きがあるといわれているのが、体内時計を司る「時計遺伝子」の1つである「ビーマルワン」(*33)。

ビーマルワンは生活リズムを調整するために1日の中で増えたり減ったりしていますが、ビーマルワンが増える時間帯に食べると脂肪がつくられやすくなります。

ビーマルワンは19時くらいから増え始め、22時〜2時くらいに最も多くなり、6時くらいから減り始め、14時〜15時くらいに最も少なくなります。

22時〜2時といえば、普通なら寝る直前か寝ている時間になりますが、受験勉強や仕事の追い込みのときは、「もう少しがんばろう」と夜食を摂る時間。


つまり、夜食は最も危険な時間帯なのです。

夜食に高GI食を摂ると、血液中に流れ込んだブドウ糖がどんどん脂肪細胞に取り込まれて脂肪がつくられるだけでなく、血糖値が急上昇することで、気づいたら夢の中（爆睡）という悲劇が起きる可能性もあります。

そんな可能性を少しでも少なくするために、**「夜食を摂るなら、『低GI食』のちょい食べ」**を合言葉にしてみてはいかがでしょうか。

仕事や勉強の間食、夜食に、高カカオチョコレートとナッツをすすめる理由

それでは夜食や間食に、何を食べるといいのか。

私のおすすめは、**高カカオチョコレートとナッツ**。どちらも低ＧＩ食品です。

高カカオチョコレートとは、一般的にカカオ分が70％以上のチョコレートのことを指します。

チョコレートは血糖値が上がりそうなイメージがありますが、実は主原料のカカオには食物繊維が豊富です。そのため、高カカオチョコレートは、低ＧＩ食品になります。

また、ナッツ類には、アーモンドやカシューナッツ、くるみなどがありますが、どれも糖質が少なく、食物繊維が多いため、ＧＩ値は低くなります。

おすすめする理由は、もちろんそれだけではありません。高カカオチョコレートにもナッツにも、脳のパフォーマンスを上げる効果があるからです。

まずは、ナッツ類の効果について述べていきます。

ナッツには、やる気のもととなるホルモンであるドーパミンやノルアドレナリンをつくるときに欠かせない「チロシン」というアミノ酸が豊富に含まれます。

ナッツ類の中でもアーモンドやピーナッツ、カシューナッツなどには多く含まれています。

ナッツのポリポリと歯ごたえのある食感も、脳には効果的です。

というのは、よく噛むと脳内の血流がよくなるため脳が活性化し、集中力や記憶力のアップが期待できるからです（＊34）。

また、くるみに多く含まれるオメガ3脂肪酸やカシューナッツに多く含まれる亜鉛、アーモンドに含まれるビタミンEなどの栄養素には、集中力を高める効果があるといわれています（＊35）。

低GIだけじゃない、高カカオチョコレートの認知、記憶力UP効果

低GIであること以外にも、高カカオチョコレートをおすすめするのは、**カカオポリフェノールがたくさん含まれている**からです。

ポリフェノールは、ほとんどの植物に含まれている苦みや色素の成分で、自然界に約5000種類以上あるといわれています。

カカオポリフェノールは、その1つです。

脳はエネルギー源となるブドウ糖や脳グリコーゲンだけでなく、さまざまな物質に支えられて活動しています。

その1つがBDNF（脳由来神経栄養因子）です。

脳が活発に働くには、神経細胞を発生させ、育て、細胞同士のつながりを増やすことが大切になりますが、その役割を担っているのがＢＤＮＦです（＊36）。

ＢＤＮＦは、海馬などの中枢神経系に多く存在することから、認知力や記憶力と密接にかかわると考えられています。このＢＤＮＦが、高カカオチョコレートを食べると増えることがわかったのです。

㈱明治、愛知県蒲郡市、愛知学院大学が取り組んだ「蒲郡スタディ」の共同研究チームは、高年齢の男女３４７人に、カカオ成分72％の高カカオチョコレートを４週間にわたって毎日25ｇ食べてもらいＢＤＮＦの変化を調べました（＊37）。

分析の結果、高カカオチョコレートを摂取する前と比べると、血中のＢＤＮＦ濃度が有意に上昇したことが確認されました。

ＢＤＮＦは、65歳以上になると、加齢とともに減少することがわかっていて（＊38）、**高カカオチョコレートの摂取が、アルツハイマー型認知症の予防につながる**のではないかと期待されています。

認知症関連でいえば、ノルウェーで行われた実験によると、カカオポリフェノールを多く含んだココアを摂取すると、認知テストの反応速度が上昇したそうです。

また、世界的権威の科学雑誌『Nature』が運営する「Scientific Report」に2020年に発表された論文によると、カカオポリフェノールが豊富なココアの摂取後に、脳の酸素化反応が向上することが確認されたという報告があります（＊39）。

高齢者や認知症の方は酸素化反応が鈍るといわれていて、この反応が向上すると難しい問題の処理能力が高まるといわれます。

ほかの実験では、**認知機能が改善したり、精神的な疲労が軽減したり**（＊40）、**コントラストを見分けたり、動くものを認識したりする視覚機能や、空間把握力なども向上した**といいます（＊41）。

このように、高カカオチョコレートとナッツは、「低ＧＩ食」であるうえに、脳のパフォーマンスをアップさせる効果を期待できます。

最近では、高カカオのナッツチョコレートも発売されているようです。

ダブルで脳にいい食品を摂取できる、仕事や勉強の合間の理想的な間食として、期待ができそうです。

チョコのちょこっと食べは健康的な間食としても優秀！

高カカオチョコレートを間食や夜食におすすめしたのは、脳が喜ぶだけでなく、健康効果も高いからです。

その理由は、やはりカカオポリフェノール。

ポリフェノールの含有量は、多いといわれる赤ワインの実に16倍以上ある高カカオチョコレートもあるほどです。

先ほど紹介した「蒲郡スタディ」では、ＢＤＮＦ以外にも、血圧やコレステロール、酸化ストレスなどについての調査も行われました。

結果はというと、**高カカオチョコレートを摂取すると血圧が低下する**ことがわかりました。特に血圧が高めの人ほど大きく低下していたのです。

また、悪玉（LDL）コレステロールを排除する役割のある善玉（HDL）コレステロールが増えることも確認されました。**カカオポリフェノールには抗酸化作用もあるので、悪玉コレステロールの酸化を抑制する**ことも考えられます。

今回の調査では、カカオポリフェノールの効果として知られる、血管内部の炎症に作用し血管を広げるという効果も確認されています。これによって動脈硬化のリスクを低減することも期待されます。

もちろん高カカオチョコレートは低GI食品ですから、**食後高血糖から始まる肥満やメタボリックシンドローム、糖尿病などのリスクを遠ざける**ことになります。

脳にも体にもいい高カカオチョコレートですが、残念な点が1つだけあります。

それは、カカオポリフェノールは、長時間体内にとどめておけないことです。

高カカオチョコレートを食べてから2時間後には血中濃度がピークに達し、少しずつ体の外に排出されて、24時間後にほとんどなくなります。

つまり、脳や体にいいからといって一度にたくさん食べても、その効果を得られないうちにどんどん排出されてしまうのです。

私の高カカオチョコレートのおすすめの食べ方は、ちょこっと食べ。

高カカオチョコレートをそのまま少しずつ食べるのもいいですし、豆乳などに溶かして食べるのもいいでしょう。砕いたり、スライスしたりしてヨーグルトにかけて食べるのもいいかもしれません。

1日の総摂取量の目安は25g。

これを守りながら、食べたいときに食べて、脳も体も健康になりましょう。

現在の栄養状態が、30年後の将来まで影響する!?

さて、突然ですが、皆さんここで問題です。

ご褒美として、次の2つのうちどちらかを選べます。皆さんはどちらを選びますか?

①「今すぐ1万円をもらえる」

②「今すぐではなく、1年後に1万5000円をもらえる」

人によってどちらを選ぶか分かれるかもしれませんが、実は予想より多くの人が①の「今すぐ1万円もらえる」を選ぶことがわかっています。

ただ、ここで冷静になって考えてほしいのが、絶対に②の1万5000円もらえるほうがお得です。

低金利時代の今、1年後に1・5倍になる金融商品などどこにもありません。

どうしても今すぐ、1万円がなくては人生が破滅してしまうということであれば話は別ですが、落ち着いて考えれば、1年後の1万5000円が断然メリットが大きいのです。

この短期的ではなく長期的な利益を優先できる能力のことを、セルフコントロール力といいます（＊42）。

簡単にいうと、「がまんできる力」「欲求を先延ばしにする力」、もしくは「自制心」ともよばれます。


セルフコントロール力は、人生のあらゆる側面に影響します。

この力が注目されるきっかけになったのが、米国のデューク大学で行われた1000人の子どもを30年にも及び追跡リサーチした大規模な研究でした（＊43）。

この研究によると、小さいころに欲求を抑えて楽しみを待てない子どもは、30年後の収入も低く、社会的地位も低い傾向があることがわかったのです。

逆に待てる子どもは、経済状態と社会的地位が高い人が、多くなることもわかりました。

また、ほかの研究では、**セルフコントロール力のある人のほうが、SAT（米国の大学試験）の成績が優秀で、ストレスやフラストレーションへの対処もうまく、集中力も高い**ことが報告されています（＊44）。

さらに、米ミシガン大学アナーバー校のLeah Richmond-Rakerd氏らによると、セルフコントロール力の高い人は老化の速度が遅く、中年期の脳や体が生物学的に若い傾向があるという報告もあります（＊45）。

この人生に大きくかかわってくるセルフコントロール力は、脳内の前帯状《ぜんたいじょう》皮質《ひしつ》という部位が司っているといわれています（＊46、47）。

当然、この前帯状皮質も、食事によって生まれるエネルギーによって動いており、エネルギー不足によって、この力が十分に発揮されないことは容易に想像できます。

◎ セルフコントロール力がつくと得をする！

「今すぐ1万円もらえる」

「1年後に1万5000円もらえる」

あなたはどちらを選びますか？

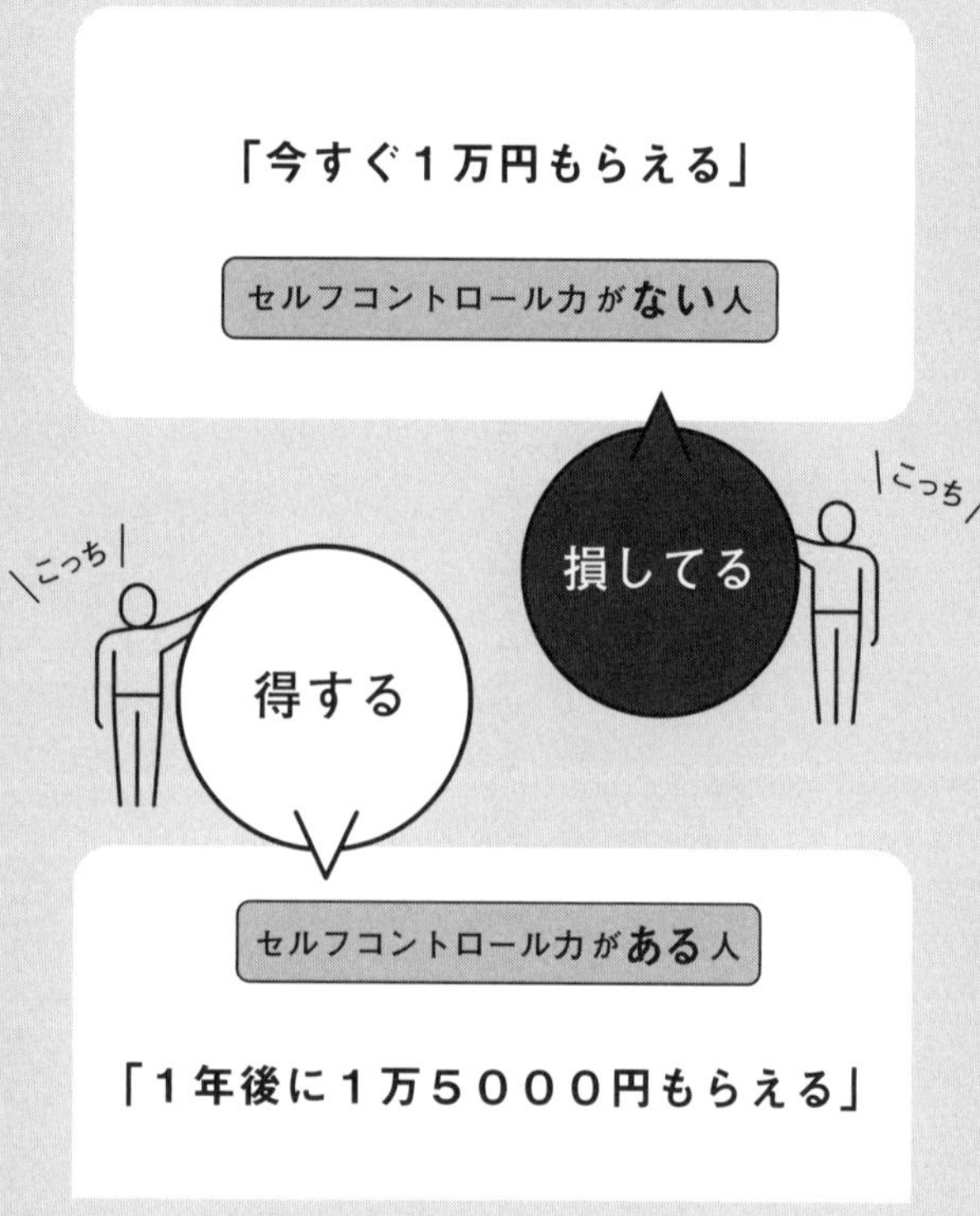

糖質ゼロ食品が、ストレス社会に向かない理由

血糖値を急上昇させないために高GIを控えるなら、糖質ゼロでもいいのでは？という方もいると思います。

もちろん糖質が含まれていないのですから、血糖値が上がることはありません。

最近は健康のために糖質を控える人が増えてきましたが、脳にとってはどうなのでしょうか？　糖質ゼロの人工甘味料の効果について研究した実験があります。

ウエールズのスワンセア大学のベントンらは、60〜80歳の高齢者に**「人工甘味料（サッカリン）」と「ブドウ糖」を与え、文章作成能力、文章の理解力を調べたのですが、ブドウ糖を摂取したほうが、どちらの能力も著しく高くなりました**（＊48）。

また、こんな研究報告もあります。ゴールドらは、認知症の患者に記憶力のテスト

を行いました。すると文章の記憶は、ブドウ糖が人工甘味料（サッカリン）のスコアの約2倍、言語の記憶も約25％増えたそうです（＊49）。この実験では、顔の記憶、位置の記憶、言葉の認識、言葉の意味などの理解も向上していたといいます。

ストレスへの影響を調べた実験では、人工甘味料（エリスリトール）は私たちの緊張・不安などの心理状態に影響しませんでしたが、ブドウ糖を摂ったグループは、ストレスを与えてもメンタルの状態（特に活気のスコア）が低下しないことがわかりました（＊50）。

つまり、人工甘味料は、私たちの学習能力や認知には影響しませんが、ブドウ糖はおおいに影響することを意味しています。

脳にとって必要なのは、やはり糖質なのです。

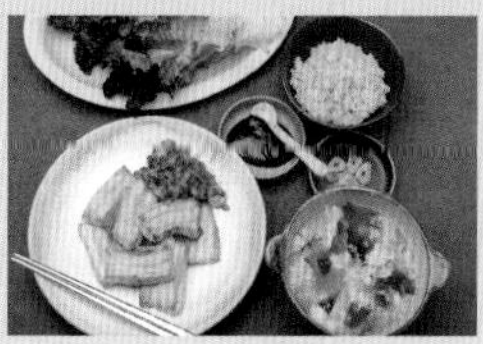
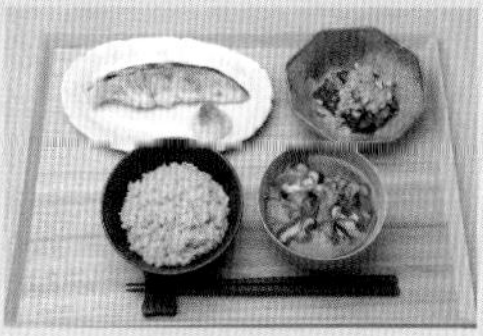
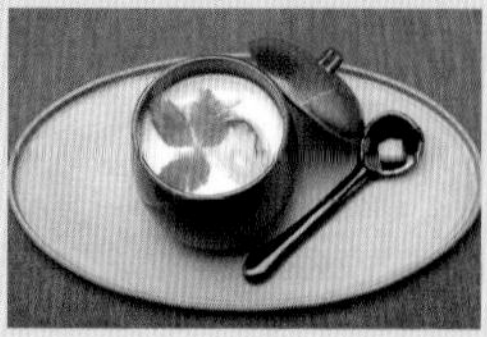

第4章

脳科学者がすすめる「勝つメシ」レシピ

※1カップ=200ml、大さじ1=15ml、小さじ1=5ml。電子レンジの加熱時間は600Wの場合の目安です。500Wの場合は加熱時間を2割増しにしてください。卵はMサイズ、ヨーグルトは無糖のものを使用しています。

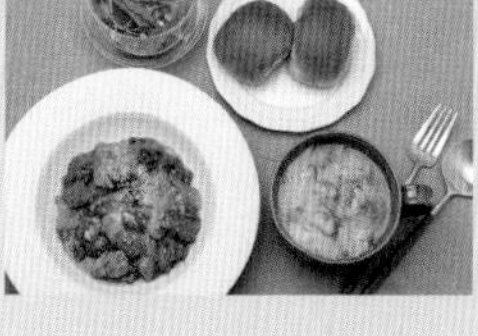
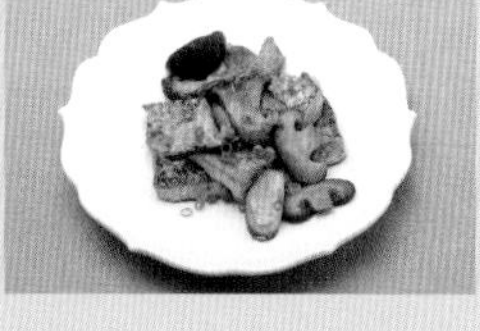
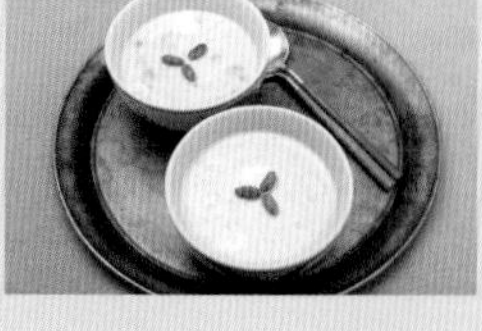

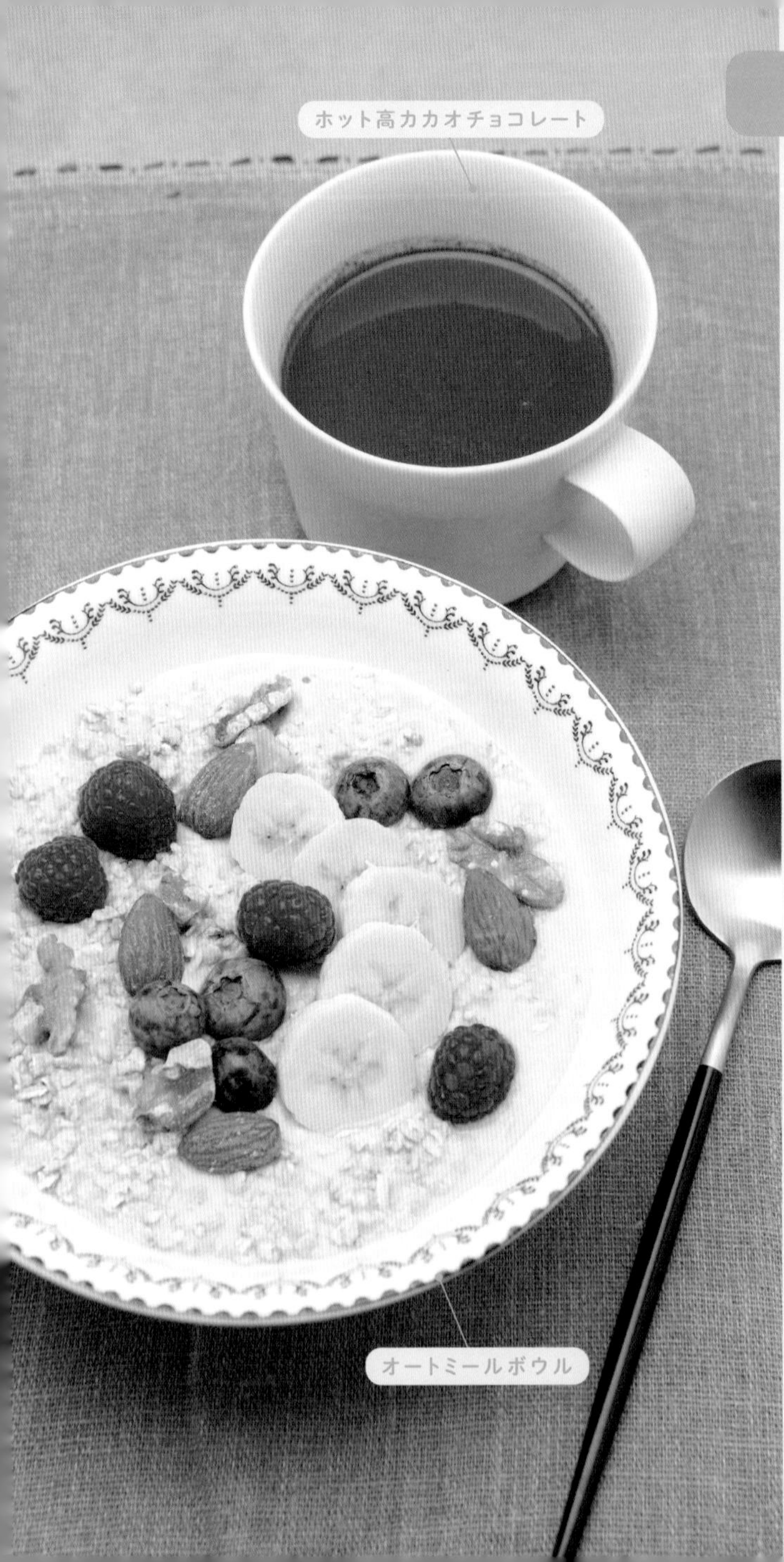
ホット高カカオチョコレート
オートミールボウル

朝　食

朝の低GI×トリプトファンが、その日だけでなく、翌日の集中力を決める

低GIのセカンドミール効果で昼間の集中力低下を防ぐとともに、トリプトファンで睡眠の質が向上し、翌日の脳は朝からすっきりスタート。

寝ぼけた脳をしっかり起こす！

目覚めのオートミール&ホット高カカオチョコレート

オートミールボウル

材料

［2人分］
オートミール…50g
ヨーグルト…200g
ベリージュース…大さじ2
バナナ…1本
ベリー類（ラズベリーやブルーベリーなど）…40g
ナッツ類（アーモンドやくるみなど）…30g

作り方

1. オートミールとヨーグルト、ベリージュース、スライスしたバナナを半分ほど入れてざっくりと混ぜる。
2. 器に1を盛り付け、残りのバナナ、ベリー、ナッツ類をトッピングする。

ホット高カカオチョコレート

材料

［2人分］
高カカオチョコレート（カカオ70%以上のもの）…50g
お湯…300ml

作り方

1. 高カカオチョコレートを砕いてカップに入れ、お湯を注ぎ、混ぜ溶かす。

※ お好みで、お湯の代わりに温めた牛乳を使ってもおいしくいただけます。

脳に効く低GI食のヒント

パンやご飯と比べると低GIのオーツ麦を加工した「オートミール」。そのなかでも、「スティールカットオーツ」はGI値が低い食品です。ただし、30分ほど煮込む必要があるのが難点。朝食として摂るなら、「クイックオーツ」「インスタントオーツ」がおすすめです。

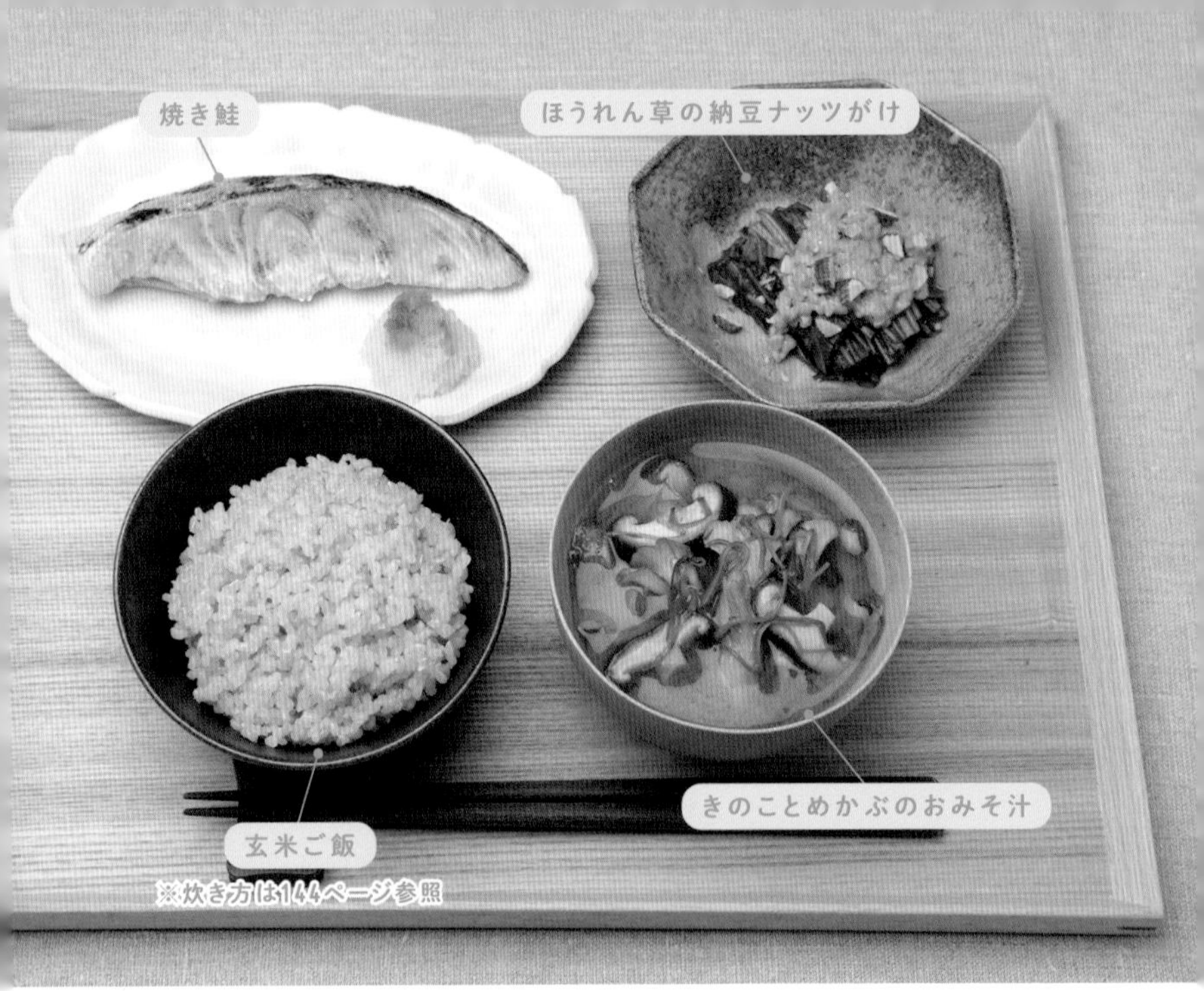
焼き鮭
ほうれん草の納豆ナッツがけ
きのことめかぶのおみそ汁
玄米ご飯
※炊き方は144ページ参照

明日もがんばるための準備食!

かしこい大人の焼き鮭定食

焼き鮭

材料

［2人分］
塩鮭…2切れ
大根おろし・しょうゆ…各適量

作り方

❶ 塩鮭を焼き、お好みで大根おろしを添えてしょうゆをかける。

きのことめかぶのおみそ汁

材料

［2人分］

まいたけ・椎茸など（お好みのきのこでOK）…100g

水…1と1/2カップ

めかぶ…小1パック（約50g）

みそ…大さじ1と1/3

作り方

1. きのこ類は石づきを除いて食べやすく切る。
2. 鍋に水ときのこを入れてひと煮立ちさせてから中火で煮込み、火が通ったらめかぶとみそを溶き入れる。

ほうれん草の納豆ナッツがけ

材料

［2人分］

ほうれん草…80g

刻み納豆…1/2パック

アーモンド…5粒

ポン酢…少々

作り方

1. ほうれん草を4センチ幅に切って耐熱容器に入れ、ラップをふんわりとかけ、電子レンジで1～2分加熱して火を通し、水で冷やして絞り、器に盛り付ける。
2. 納豆を混ぜて❶にかけ、アーモンドを砕いて散らす。ポン酢をかける。

脳に効く低GI食のヒント

脳が喜ぶ油の1つがオメガ3系脂肪酸です。摂るには、魚をよく食べること。特に鮭には脳細胞を活性化させる効果があるDHAやEPAだけでなく、海馬を活性化し、記憶力を向上させる効果がある（2019年筑波大学）アスタキサンチンも豊富に含まれています。

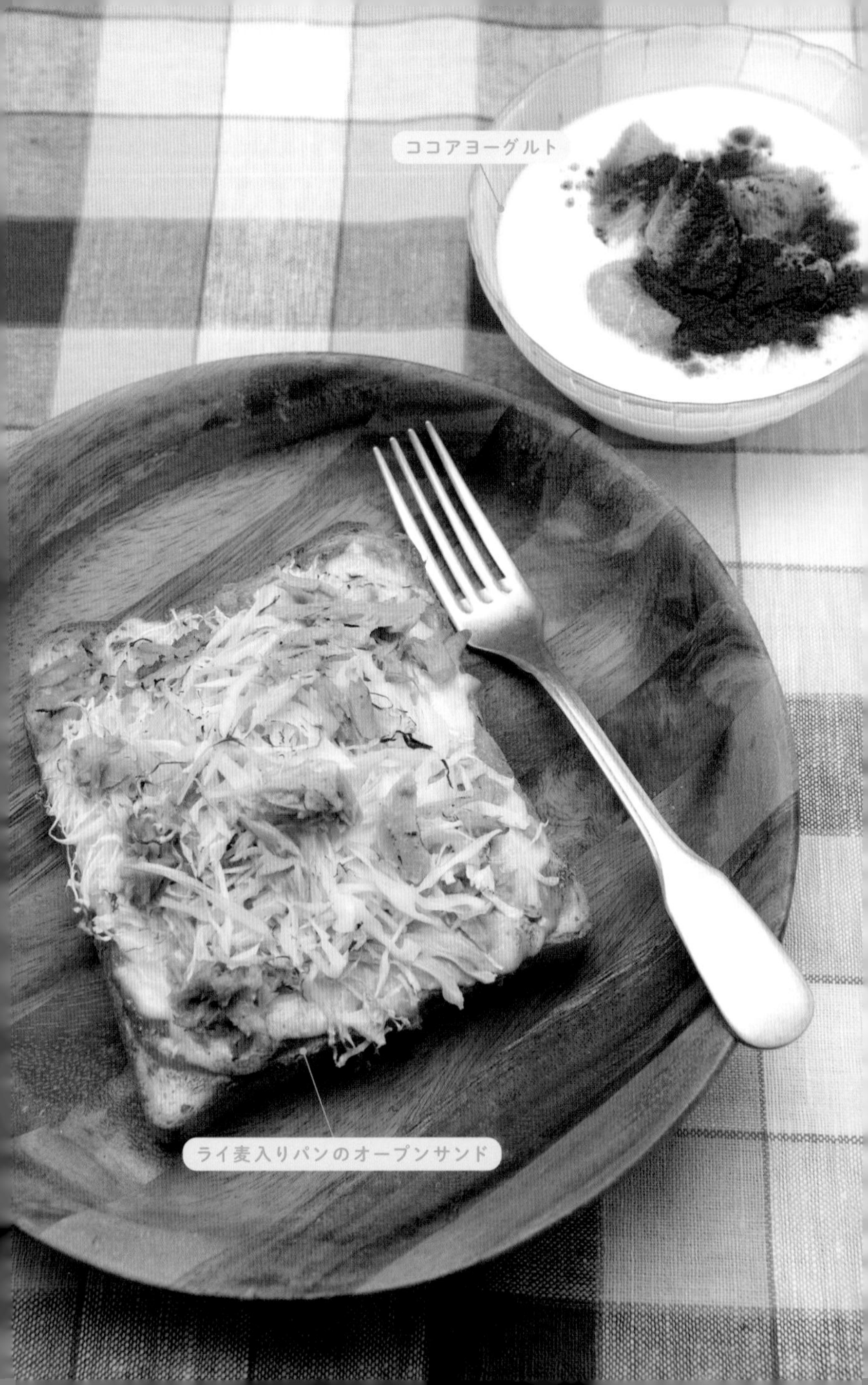
ココアヨーグルト
ライ麦入りパンのオープンサンド

ボリューム満点なのにヘルシー!

こんがりツナトーストセット

ライ麦入りパンのオープンサンド

材料

［2人分］
ライ麦入り食パン…2枚
キャベツ…100g
ツナ缶…1缶
マヨネーズ・ケチャップ…
　各大さじ1
ピザ用チーズ…50g

作り方

❶ キャベツを千切りにする。ツナ缶は水気をきっておく。
❷ 食パンにマヨネーズ・ケチャップを塗り、ピザ用チーズを散らし❶をのせてそのままトーストする(5〜10分)。キャベツがしんなりとしてパンがカリッとしたら完成。

ココアヨーグルト

材料

［2人分］
ヨーグルト…200g
オレンジ…1/2個
ココアパウダー…小さじ2

作り方

❶ 器にヨーグルトを盛り、ひと口大に切ったオレンジをのせてココアパウダーをかける。

脳に効く低GI食のヒント

ドイツパンともいわれる「ライ麦パン」。ビタミンB類や食物繊維などの栄養素が豊富に含まれる低GI食品です。上のレシピで使用しているのはライ麦入りの食パンですが、食パンでなくてもライ麦パンにキャベツやツナをのせても、おいしいオープンサンドが出来上がります。

お弁当

仕事や受験で食後に高い集中力が必要なときは低GI弁当が◎

集中力の低下と眠気を引き起こす血糖値スパイクを、「低GI食」で防ぎながら、集中力や記憶力が高まる栄養素をしっかり補充しましょう。

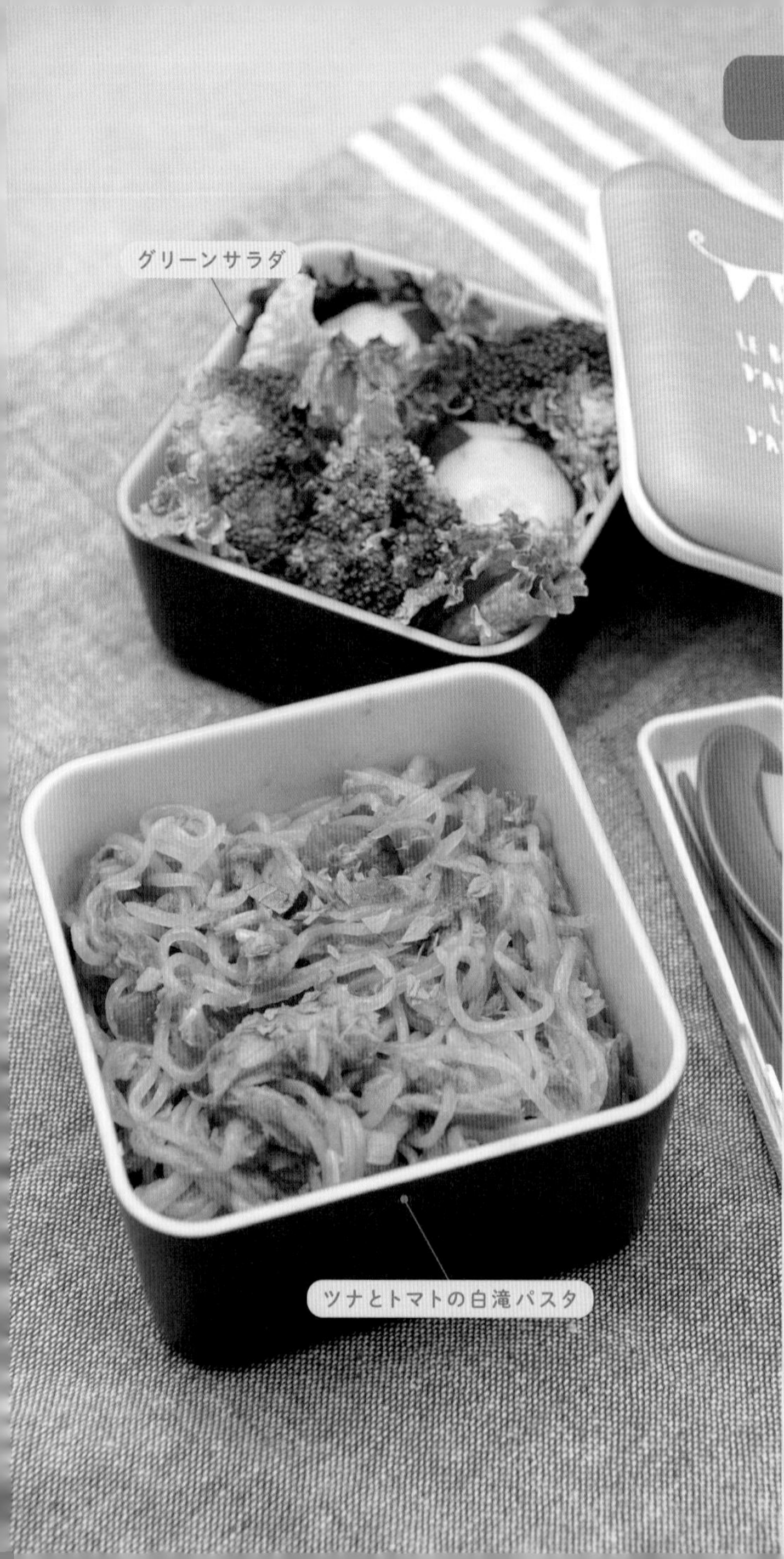

負けられない勝負の日に食べたい

超低GIパスタ弁当

ツナとトマトの白滝パスタ

材料

［2人分］
白滝…400g
ツナ缶…2缶
カットトマト缶…200g
コンソメ…小さじ2
塩…小さじ1/2
こしょう・パセリ…各少々

作り方

❶ 白滝は水気をきり、フライパンにそのまま入れて炒めながら水分を飛ばす。
❷ 水分がなくなってきたらツナ缶（水気をきらずにそのままでOK）、カットトマト缶、コンソメ、塩、こしょうを入れて炒め合わせる。お好みでパセリを散らす。

グリーンサラダ

材料

［2人分］
レタス類…150g
ブロッコリー…60g
きゅうり…1/3本
ドレッシング…お好みのもの（もしくは、オリーブオイルと塩）

作り方

❶ ブロッコリーは小房に分けて耐熱容器に入れ、ラップをかけて電子レンジで1分加熱する。容器にレタス、食べやすく切ったきゅうりとともに盛り合わせる。お好みのドレッシングなどでいただく。

脳に効く低GI食のヒント

パスタの代わりに白滝。白滝の100g中の糖質はわずかに0.1g、カロリーも6kcal。超ヘルシーなお弁当です。どうしてもパスタを食べたいときは、小麦粉を原料としたものではなく、精製する前の小麦を丸ごと挽いた「全粒粉」を原料としたものにしましょう。

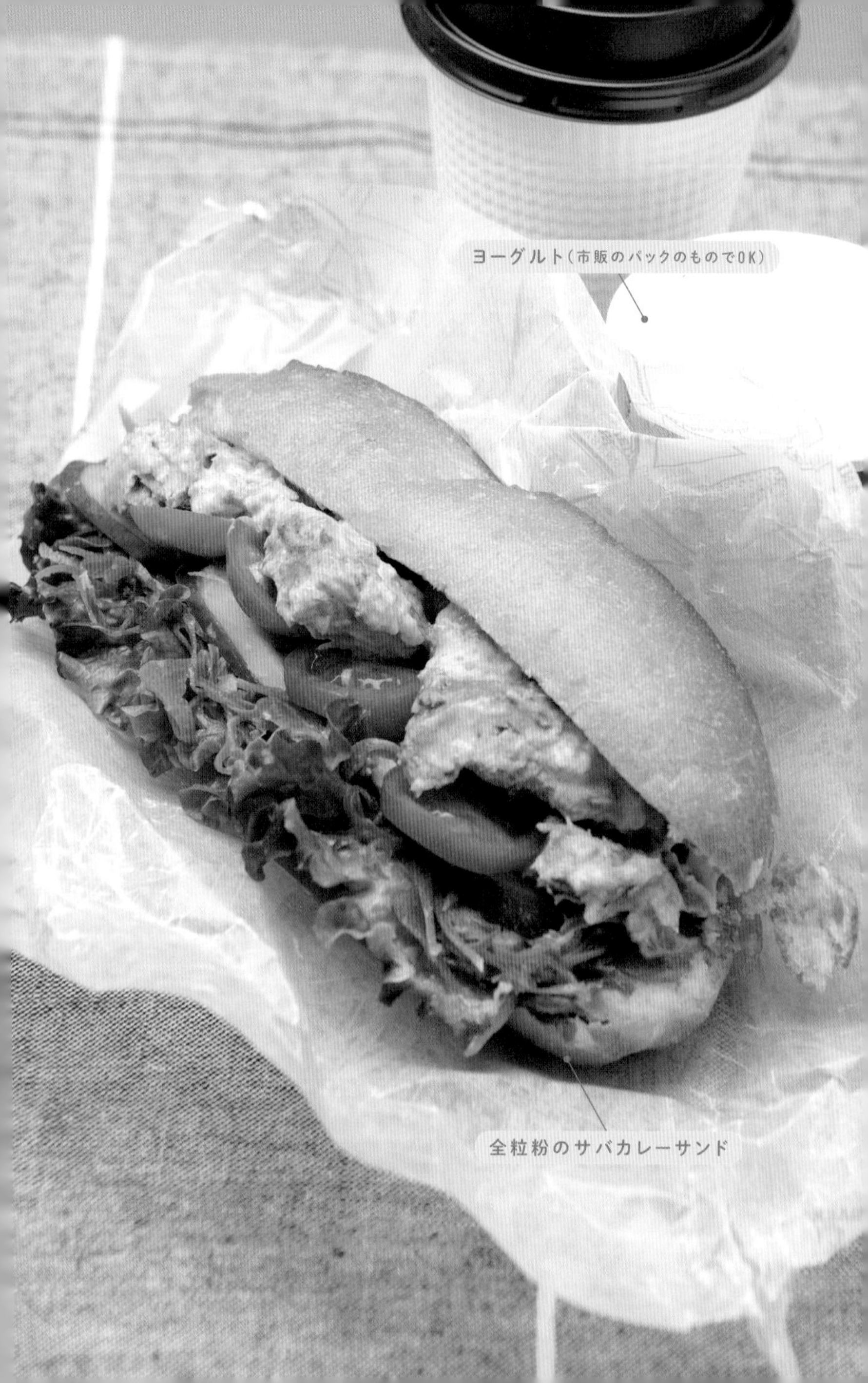
ヨーグルト（市販のパックのものでOK）
全粒粉のサバカレーサンド

全粒粉で午後も実力をフルに発揮！

サバブレインサンドセット

全粒粉のサバカレーサンド

材料

［2人分］
全粒粉パン（セミハードタイプ）
…2個
サバ水煮缶…1缶
A（カレー粉…小さじ1、
マヨネーズ…大さじ1と1/2）
紫キャベツ…80g
B（りんご酢…大さじ1、
塩…少々）
バター（有塩）…少々
ミニトマト…2個
レタス類・きゅうり
…各適量

作り方

❶ サバ水煮缶の水気をきってAを混ぜ合わせる。
❷ 紫キャベツを千切りにして耐熱容器に入れ、電子レンジで1分加熱し、Bを混ぜ合わせてマリネを作る。
❸ 全粒粉パンにバターを塗ってレタスを敷き、食べやすく切ったミニトマト、きゅうり、❶❷を入れてサンドする。

ヨーグルト（市販のパックのものでOK）

脳に効く低GI食のヒント

脳の神経細胞を活性化させ、記憶力や学習能力を向上させるといわれるDHA。理想的な1日の摂取量は1～1.5g。サバ水煮缶に含まれるDHA量は、可食部100gあたり1300mg（1.3g）。つまり、ランチにサバカレーサンドで、1日に必要なDHAのほぼ半分は摂れることになります。

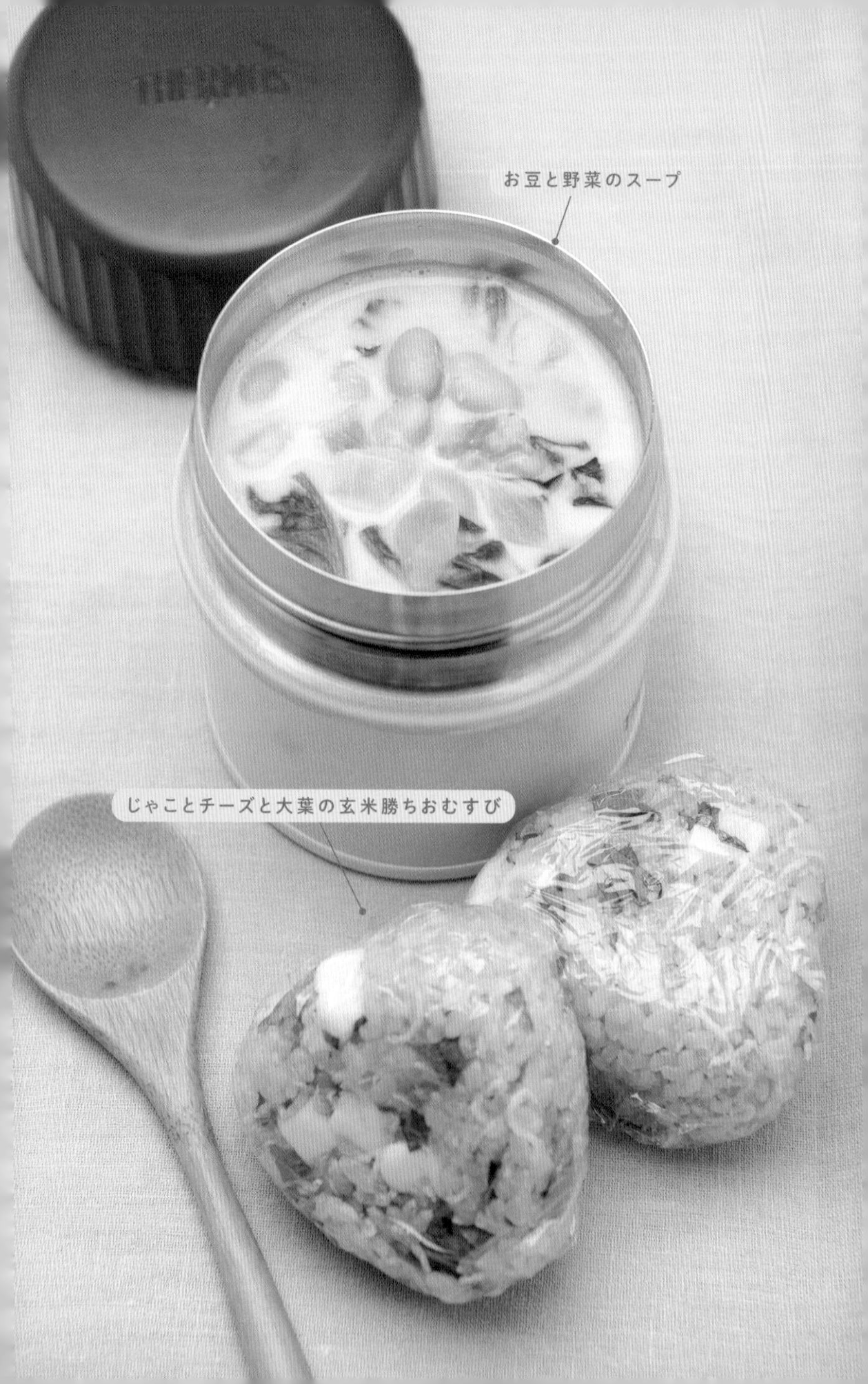
お豆と野菜のスープ
じゃことチーズと大葉の玄米勝ちおむすび

集中力UPで成功をつかみとる

勝ちおむすび弁当

じゃことチーズと大葉の玄米勝ちおむすび

材料

［2人分］
玄米ご飯…300g
じゃこ…大さじ3
プロセスチーズ…40g
大葉…4枚
海苔…適量

作り方

❶ チーズと大葉をあらみじん切りにし、玄米ご飯とじゃこと混ぜ合わせ、4等分にしておにぎりにする。お好みで海苔で巻いてもOK。

お豆と野菜のスープ

材料

［2人分］
蒸し大豆…100g
玉ねぎ…50g
ほうれん草…30g
ベーコン…2枚
水…1カップ
無調整豆乳…3/4カップ
みそ…大さじ1と1/3

作り方

❶ 玉ねぎは1センチ角に切る。ほうれん草は2センチ幅に切る。ベーコンは1センチ幅に切る。
❷ 鍋に玉ねぎとベーコン、水を入れてひと煮立ちさせ、フタをして3〜4分加熱して玉ねぎに火を通し、蒸し大豆、ほうれん草、無調整豆乳を入れて温め、みそを溶き入れる。

脳に効く低GI食のヒント

普通のご飯と比べると低GIの玄米。理由は食物繊維。食物繊維の含有量は、ご飯が100g中0.3gに対して、玄米は1.4gと4倍以上含まれています。まったく同じ献立でも、ご飯を玄米に変えただけで血糖値の上昇がゆるやかになります。

夕食

低GI+疲労回復効果の高い食材で、脳もぐっすりひと休み！

明日の脳に影響を及ぼさない「低GI食」と、ぐっすり眠れる食材や疲労を回復してくれる食材などで、疲れた脳をリフレッシュ。

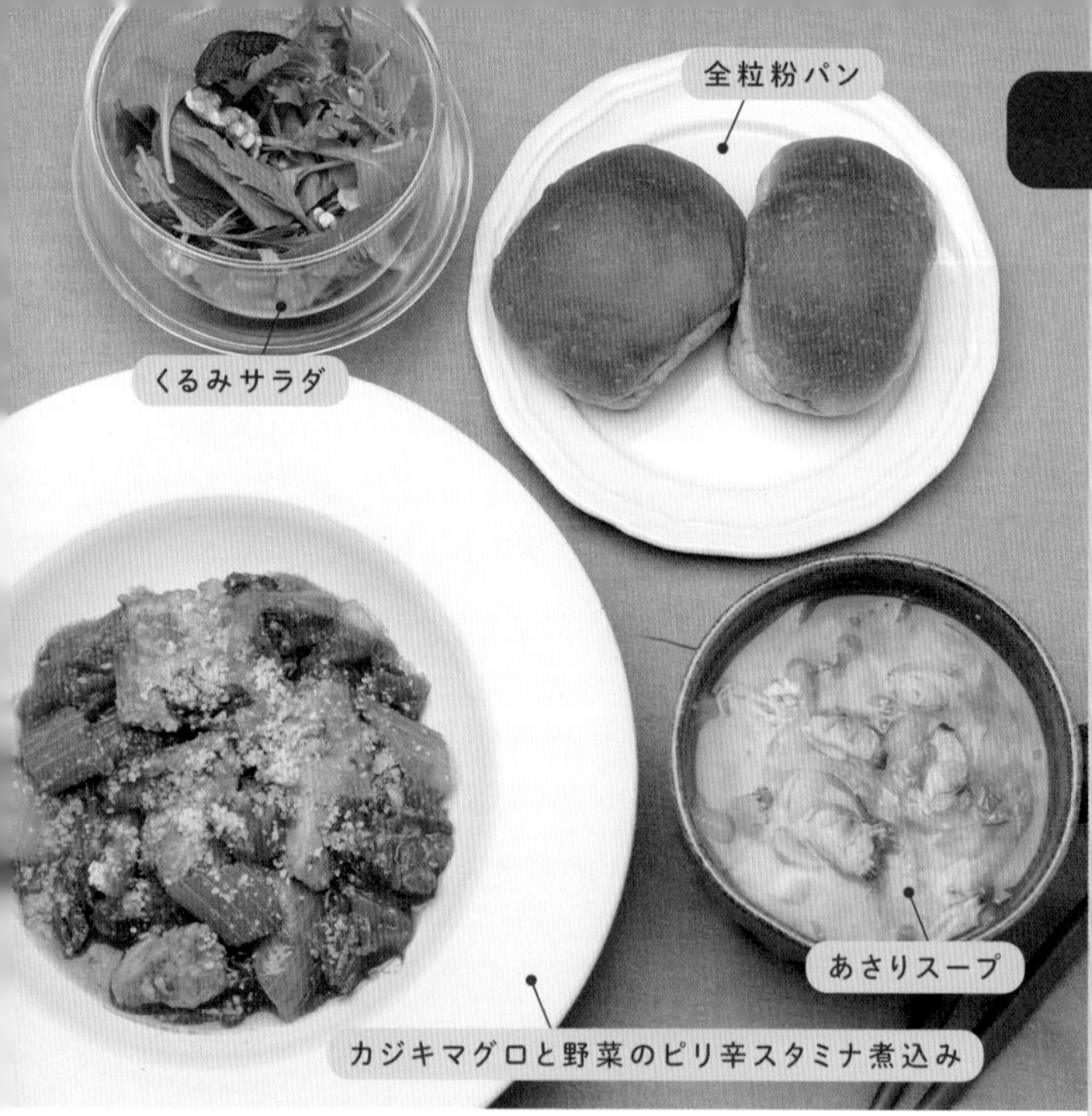

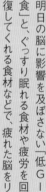

全粒粉パン
くるみサラダ
あさりスープ
カジキマグロと野菜のピリ辛スタミナ煮込み

ぐっすり眠れて明日はバッチリ

決戦前夜のお魚定食

くるみサラダ

材料

［2人分］
ベビーリーフ・くるみ…各適量
オリーブオイル・塩…各適量

作り方

❶ 器にベビーリーフと砕いたくるみを盛り付け、オリーブオイルと塩をお好みの量ふる。

カジキマグロと野菜のピリ辛スタミナ煮込み

材料

[2人分]
カジキマグロ…200g
塩…小さじ1/3
こしょう…少々
オリーブオイル…小さじ2
ニンニク…2片
輪切り唐辛子…適量
玉ねぎ…1/2個
セロリ…100g
　A(カットトマト缶…100g、水…大さじ4、酢…大さじ1、塩…小さじ1/4)
粉チーズ…適量

作り方

❶ カジキマグロは大きめのひと口大に切り塩、こしょうを全体にまぶす。ニンニクはみじん切り、玉ねぎはひと口大、セロリは筋を除いて大きめのひと口大に切る。
❷ 鍋にニンニクと唐辛子、オリーブオイルを入れて炒め、香りがしてきたらカジキマグロを入れて焼く。全体に焼き色がついたら、玉ねぎ、セロリを入れてさっと炒め合わせ、Aを入れてフタをして、中火弱で約8分煮込む。
❸ 野菜に火が通ったら器に盛り付け、粉チーズをふる。

あさりスープ

材料

[2人分]
玉ねぎ…1/2個
セロリの葉や茎の部分…50g
あさり水煮缶…1缶
水…1と1/2カップ
塩麹…大さじ3
しょうゆ・こしょう…各少々

作り方

❶ 玉ねぎは1センチ角にする。セロリの葉などはあらみじん切りにする。
❷ 鍋に❶と水、あさり水煮缶(汁ごと)を入れてフタをし、中火弱で3〜4分加熱して火を通し、塩麹、しょうゆ、こしょうで味を調える。

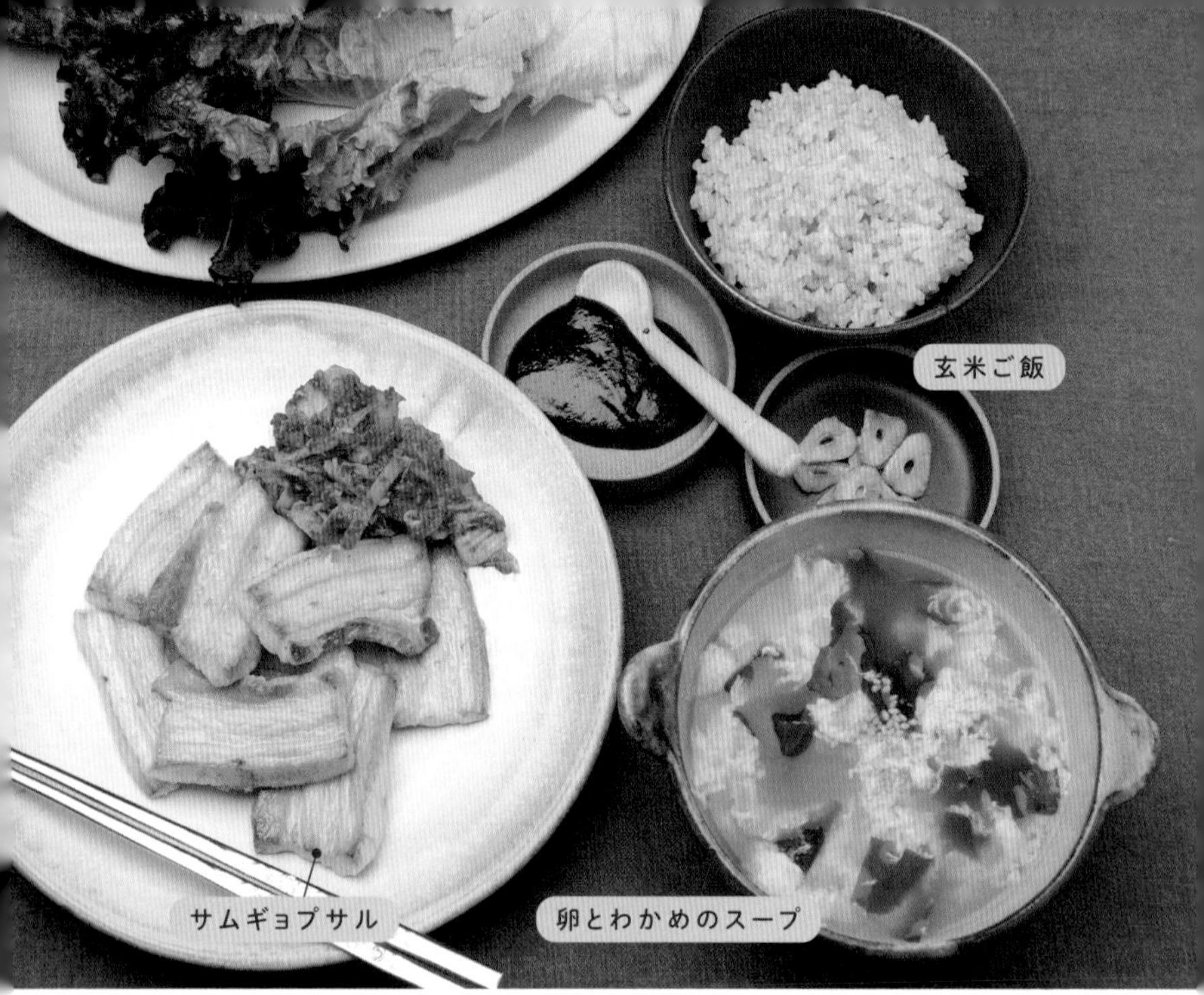
玄米ご飯
サムギョプサル
卵とわかめのスープ

疲労回復物質がたっぷり！

韓国風お疲れさま定食

玄米ご飯

玄米ご飯の炊き方

❶ 計量した玄米を2~3回さっと軽く洗う。
❷ 洗った玄米に、計量した玄米の量の1.5倍の水を入れ、一晩浸す（雑菌の繁殖を防ぐため冷蔵庫で）。
❸ ご飯を炊く。炊きあがって蒸らした後は、すぐにご飯をほぐす。

サムギョプサル

材料

［2人分］
豚バラ塊肉…200g
ニンニク…2片
キムチ…50g
サニーレタス（グリーンカールやサンチュでもOK）…大8～10枚
コチュジャン…大さじ2
ごま油…大さじ1

作り方

❶豚バラ肉を5ミリ幅に切る。ニンニクは薄切りにする。
❷コチュジャンとごま油小さじ2を混ぜ合わせて、たれをつくる。
❸熱したフライパンにごま油小さじ1（分量内のもの）を入れてニンニクを炒め、焼き色がついたら取り出す。そのまま豚バラ肉を入れて焼き、焼き色がついたら器に盛り付ける。ニンニク、キムチ、❷で作ったたれ、サニーレタスとともに盛り合わせてレタスでお肉を巻きながらいただく。

卵とわかめのスープ

材料

［2人分］
卵…1個
乾燥わかめ…大さじ1
水…1と1/2カップ
鶏ガラの素…小さじ1
しょうゆ…小さじ1
塩…小さじ1/4
こしょう…少々

作り方

❶水と鶏ガラの素、乾燥わかめを入れてひと煮立ちさせ、しょうゆと塩、こしょうを加えて味を調える。
❷溶きほぐした卵を❶の煮立ったところに糸状にいれ、固まったら火を止める。

脳に効く低GI食のヒント

ビタミンB群の不足は、記憶、認知に影響を及ぼします。特にB_1、B_3（ナイアシン）、B_6、B_9（葉酸）、B_{12}は神経機能に重要で、欠乏はうつ病につながるといわれます。B_1を豚バラ、B_3を唐辛子、B_{12}をあさりから摂るなど、夕食はB群をバランスよくがポイントです。

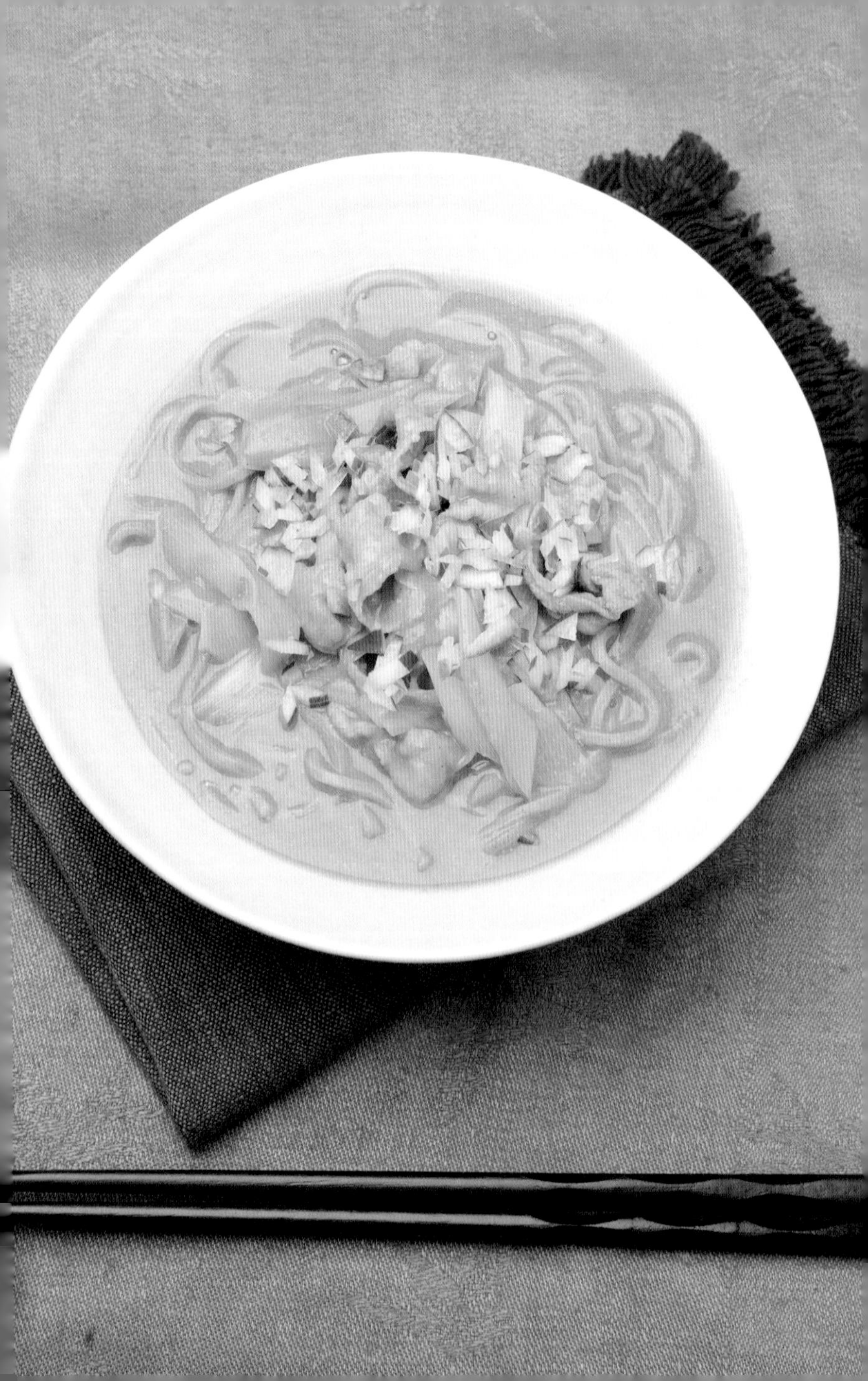

夜食にピッタリ新感覚クリーミーそば

真夜中のカレーそば

材料

［2人分］
豚こま切肉…150g
ねぎ…1本
水…3カップ
50%カレールウ（カロリー、糖質50%オフ）…大さじ4
ココナッツミルク…200g
ナンプラー…小さじ2
そば（冷凍などでOK）…2玉
紫玉ねぎ・パクチー…各適宜

作り方

❶ねぎは1センチ幅の斜め切りにする。
❷鍋に豚こま切肉と❶を入れて炒め、色が変わったら水を入れてひと煮立ちさせて1〜2分煮込む。火を止めてカレールウを入れて溶かし、ココナッツミルクとナンプラーを加えて2〜3分煮込む。
❸そばを容器に入れて表示通りにレンジで加熱してほぐし、❷を注ぎ入れる。あればお好みでみじん切りにした紫玉ねぎやパクチーなどを散らす。
※乾麺のそばなどを使用する場合は、ゆでて器に盛る。

脳に効く低GI食のヒント

夜食をうどんにするか、そばにするか。

脳のパフォーマンスのためなら、そばです。含まれている糖質量はほとんど変わりませんが、そばのほうが食物繊維、ビタミン、ミネラル、タンパク質などがうどんより多く含まれているため、血糖値の上昇がゆるやかになるためです。

「真夜中のカレーそば」は、ココナッツミルクもポイントです。ココナッツミルクは脂質が多く糖質が少ないため、血糖値が上がりにくく、また、含まれている脂質の多くは中鎖脂肪酸という良質の油です。

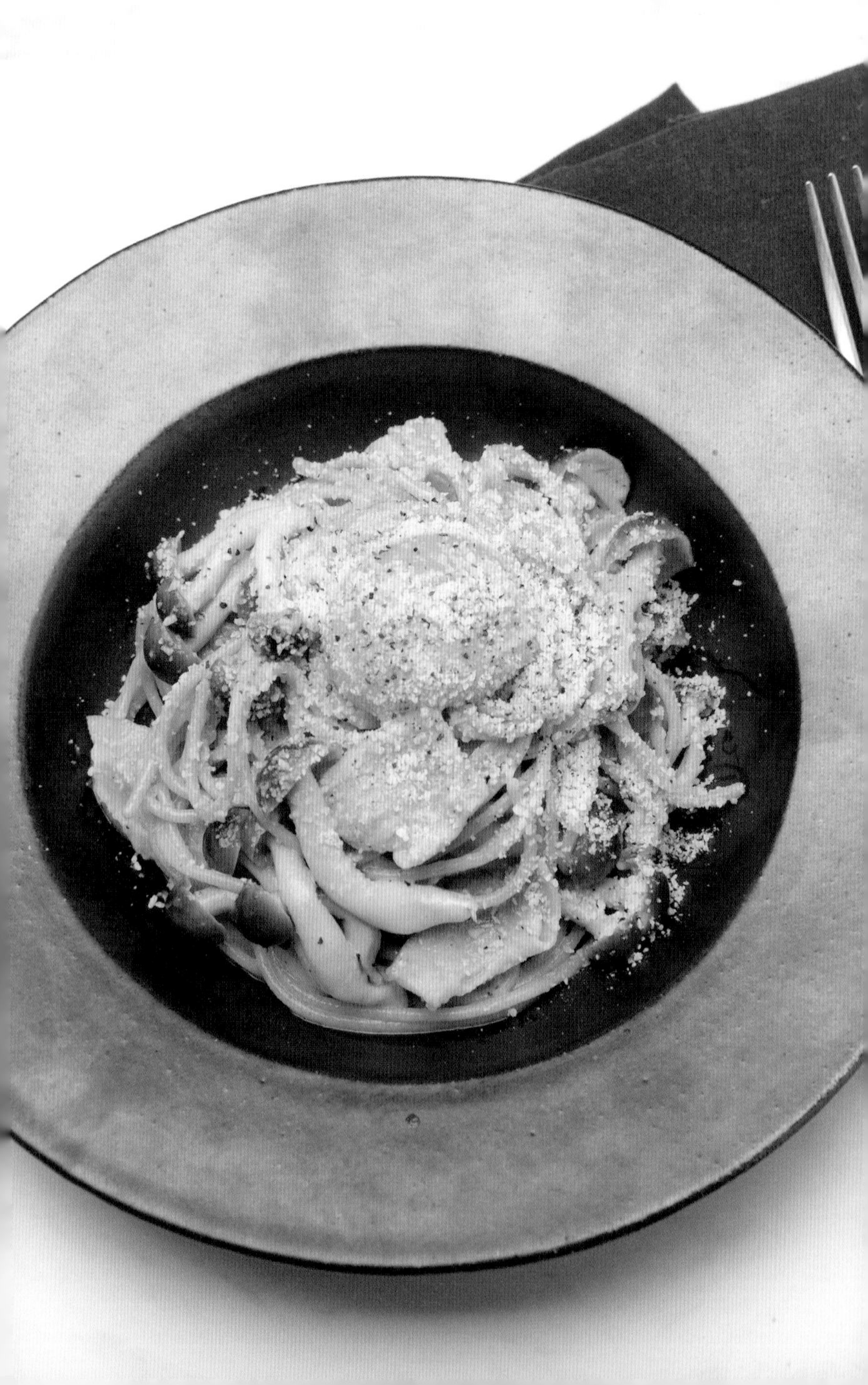

もうひとがんばりしたいときに!

さくっとカルボナーラ

材料

［2人分］
全粒粉パスタ…120g
ベーコン…2枚
しめじ…200g
A（卵…2個、粉チーズ…大さじ2、生クリーム…大さじ2、ブラックペッパー…小さじ1/4弱、コンソメ…小さじ1）
卵黄・粉チーズ・こしょう…各適量

作り方

❶ ベーコンを1センチ幅に切る。しめじは石づきを除いて食べやすく切る。
❷ 大きめのボウルにAを入れて混ぜ合わせておく。
❸ 全粒粉パスタを塩を入れたお湯で表示通りよりも2分前までゆでる。ベーコンとしめじを足して約1分ゆでて、一緒に水気をきる。（9分ゆでのパスタなら、7分の時点でベーコンとしめじを入れて1分ゆでる）
❹ ❸が熱いうちに❷に入れて急いで混ぜ合わせ、全体にとろみがついたら器に盛る。卵黄や粉チーズ、こしょうをお好みでトッピングする。

脳に効く低GI食のヒント

麺類はゆで時間がポイントです。

うどん、そば、パスタなどの麺類は、白米やパンと比べるとGI値は低めですが、糖質は多く含まれています。少しでも血糖値の上昇をゆるやかにするには、ゆで時間を短くすることです。少し固めにゆでるほうがGI値は低くなるといいます。パスタならアルデンテということですね。

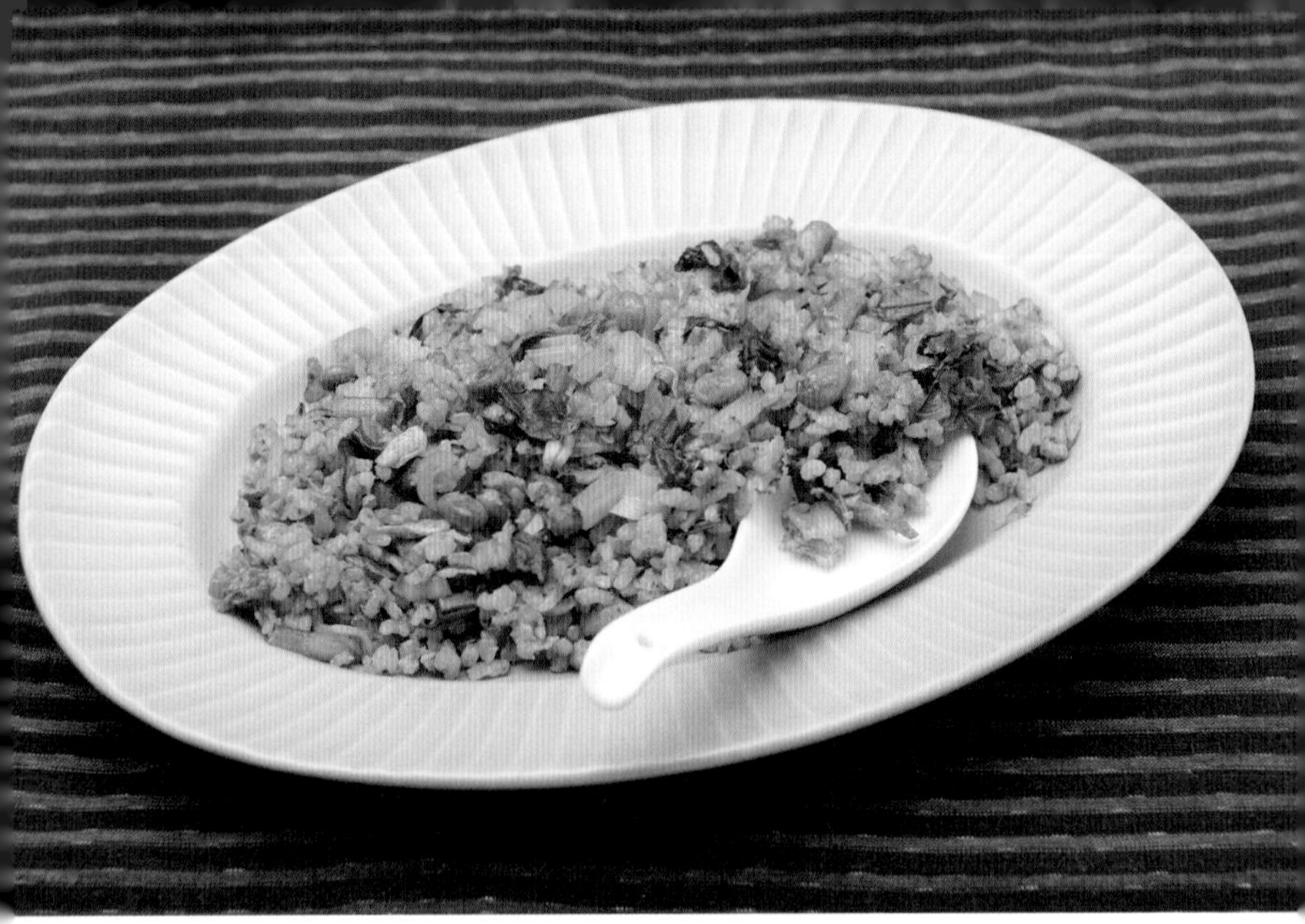

ブレインフードを油でコーティング！

脳活チャーハン

材料

［2人分］
玄米ご飯…300g
小松菜…100g
納豆…1パック
卵…2個
キムチ…50g
しょうゆ…大さじ1
ごま油…大さじ1
塩・こしょう…各少々

作り方

❶小松菜は1センチ幅に切る。キムチはあらみじん切り。玄米ご飯に卵を入れてよく混ぜ合わせておく。
❷フライパンにごま油を熱し、ご飯を入れて焼き炒める。全体がぱらっとしてきたら小松菜、キムチ、納豆に付属しているたれと混ぜた納豆を入れて炒め合わせる。
❸❷をフライパンの縁にドーナツ状に寄せて、真ん中にしょうゆを垂らして焦がし、全体を混ぜ合わせる。お好みで塩、こしょうで味を調える。

脳に効く低GI食のヒント
ご飯は油でコーティングするとGI値が下がります。

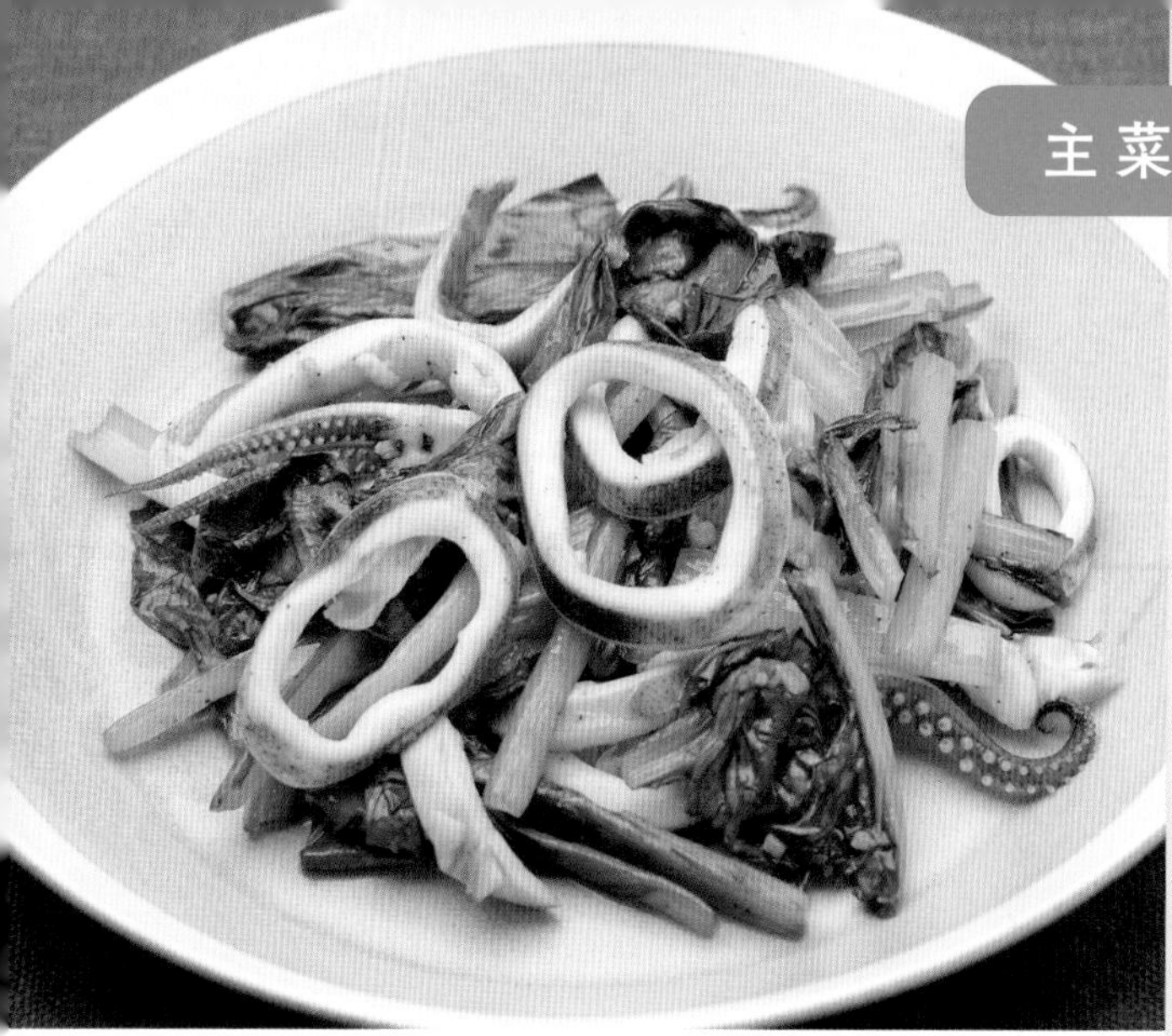

主菜&副菜

「低GI食」を取り入れながらバランスのとれた食事を心がける

主菜にも副菜にも低GI食材を上手に取り入れることは、脳グリコーゲンを枯渇させないだけでなく、心と体の健康にも役立ちます。

コクのある味と栄養素にやる気UP!

イカと小松菜のパワフル炒め

材料

［2人分］
イカ…1杯（正味約150g）
小松菜…200g
ニンニク…1片
オリーブオイル…小さじ2
オイスターソース…大さじ2
塩・こしょう…各少々

作り方

1. イカは1センチ幅に切る。足は2、3本ずつに分ける。小松菜は3センチ幅に切る。ニンニクはみじん切りにする。
2. フライパンにオリーブオイルとニンニクを入れて炒め、香りがしてきたら小松菜を入れて炒め、少ししんなりとしてきたらイカを加えてさっと炒め合わせる。色が変わってきたらオイスターソースと塩、こしょうで味を調える。

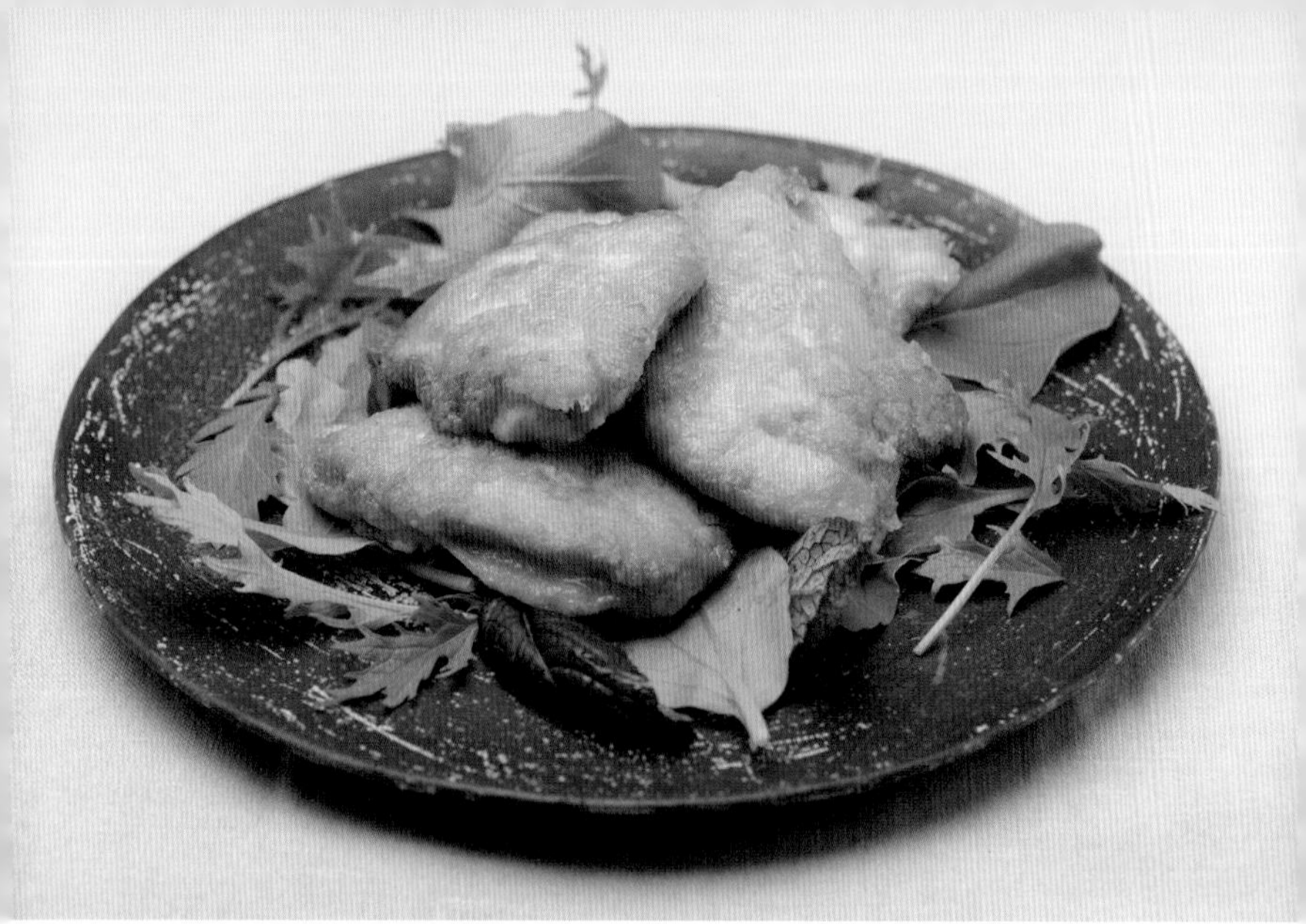

脳疲労軽減物質たっぷり

元気がでるハーブピカタ

材料

［2人分］
鶏胸肉…200g
卵…1個
粉チーズ…大さじ1
塩・こしょう…各少々
オリーブオイル…大さじ2
ベビーリーフ…適量

作り方

❶ 鶏胸肉は繊維に沿って1センチ幅のそぎ切りにする（大きめに切る）。
❷ ボウルに卵を割りほぐし、粉チーズ、塩、こしょうを入れて卵液をつくる。
❸ フライパンでオリーブオイルを熱し、❷の卵液に❶をたっぷりとくぐらせて入れ、弱めの中火で中まで火が通り、両面にうっすらと焼き色がつくまで焼く。器にベビーリーフを盛り付けて上にのせる。

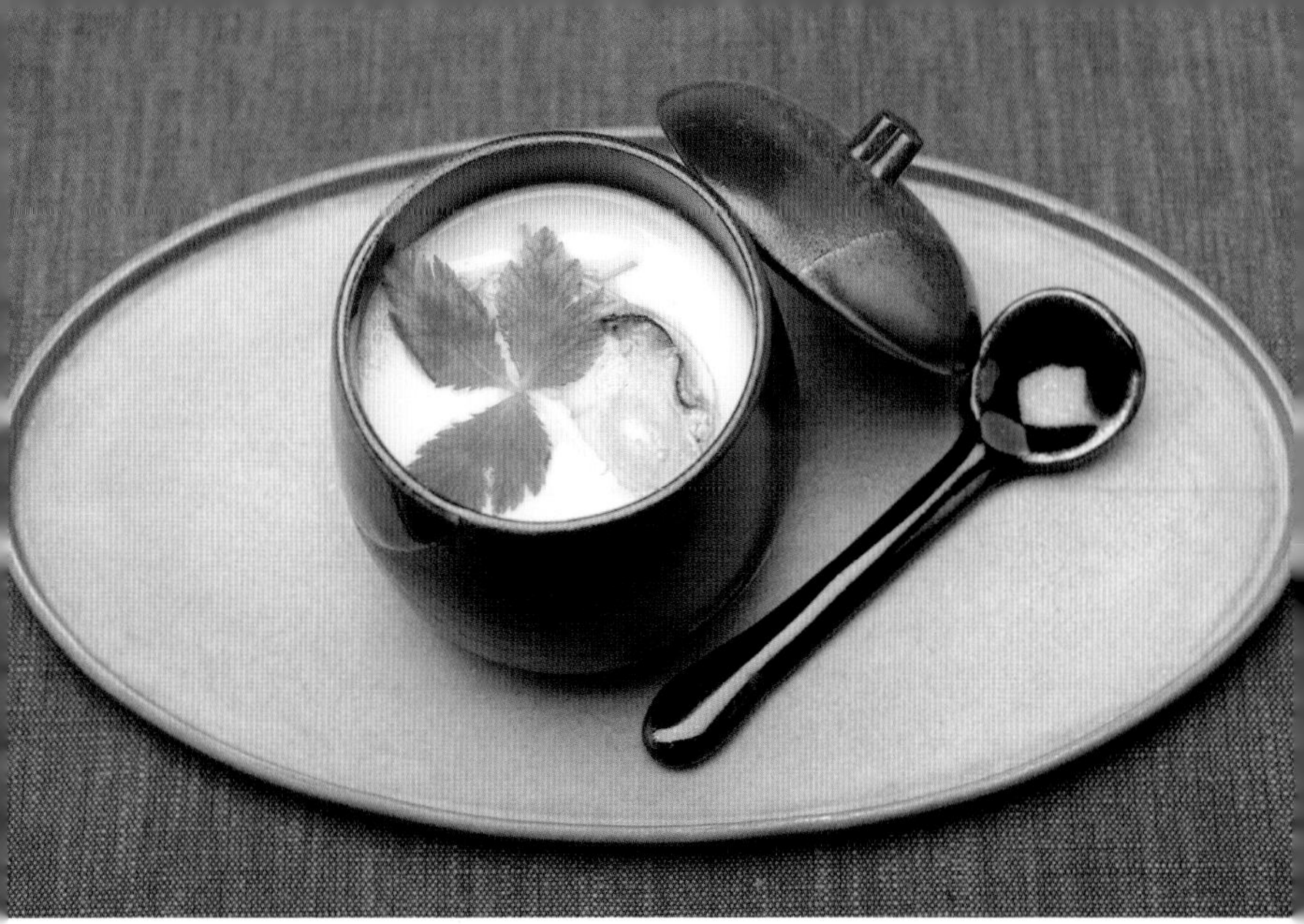

亜鉛が海馬を元気にする！

記憶に残る茶碗蒸し

材料

［2人分］
牡蠣…80g
卵…1個
A（だし〔だしの素で作ったものでもOK〕…150ml、塩…小さじ1/4弱、しょうゆ…少々、みりん…小さじ1）
三つ葉…適量

作り方

❶牡蠣は片栗粉（分量外）で優しくもみ、水でよく洗い水気をきる。卵をしっかりと溶きほぐしてAを混ぜ合わせて卵液をつくる。耐熱容器に牡蠣と卵液を注ぎ入れる。
❷器が入る（高さ）鍋などにキッチンペーパーを敷き（鍋に傷がつかないようにするため）、❶の容器を入れ、容器の1/3の高さまで水を注ぎ入れて中火でひと煮立ちさせ、弱火にして鍋のフタをし、約8分蒸す。※フタをするときに、水滴が茶碗蒸しに入らないように、容器とフタの間にペーパーや布をはさむとよい。
❸卵液が固まったら三つ葉を添える。

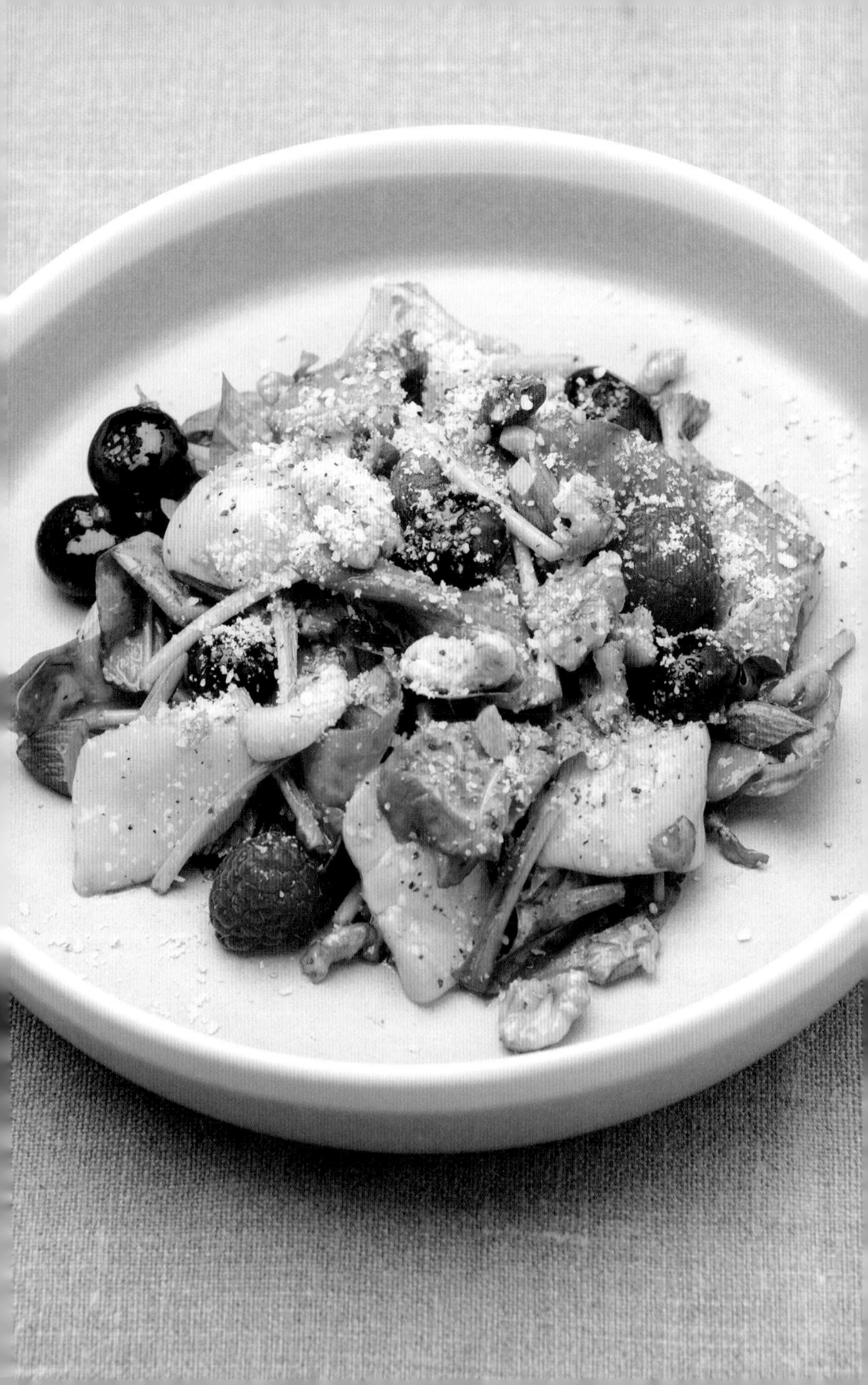

脳が喜ぶ見た目と栄養！

脳力アップカラフルサラダ

材料

［2人分］

ホタテ…100g

ルッコラ…30g

ベリー類・ミックスナッツ…各30g、

A（バルサミコ酢・オリーブオイル…各小さじ2、塩・こしょう…各少々）

粉チーズ…少々

作り方

❶ホタテを半分に切る。ルッコラは3センチ幅に切る。

❷ボウルにAを入れて混ぜ合わせ、❶とベリー類、ミックスナッツを入れて絡ませて器に盛り付ける。粉チーズをふる。

脳に効く低GI食のヒント

サラダは素材とドレッシングでGI値が変わります。

睡眠をサポートする「グリシン」や海馬の機能に影響を与えるといわれる「亜鉛」などの栄養素が豊富に含まれているホタテや認知機能の低下を抑制する働きが期待されるベリー類、集中力や記憶力のアップが期待できるナッツ類、さらに食物繊維までまとめて摂れるのが「脳力アップカラフルサラダ」。脳が喜ぶ栄養素をひとまとめに摂れるサラダです。

サラダは全体的におすすめですが、素材には注意が必要です。

じゃがいもやとうもろこしなどは野菜といっても糖質がたくさん含まれているので「低GI食」のときは控えるようにしましょう。

また、ドレッシングにも注意しましょう。

一般的なドレッシングで糖質量が最も低いのはフレンチドレッシング。和風ドレッシングの約3分の1になります。フレンチドレッシングが低糖質なのは、主な材料が油と酢だからです。血糖値の上昇を抑える乳性タンパク質が含まれるヨーグルトをベースにしたドレッシングもおすすめです。オリーブオイルとマヨネーズに塩を少々加えると、簡単でおいしいドレッシングが完成します。

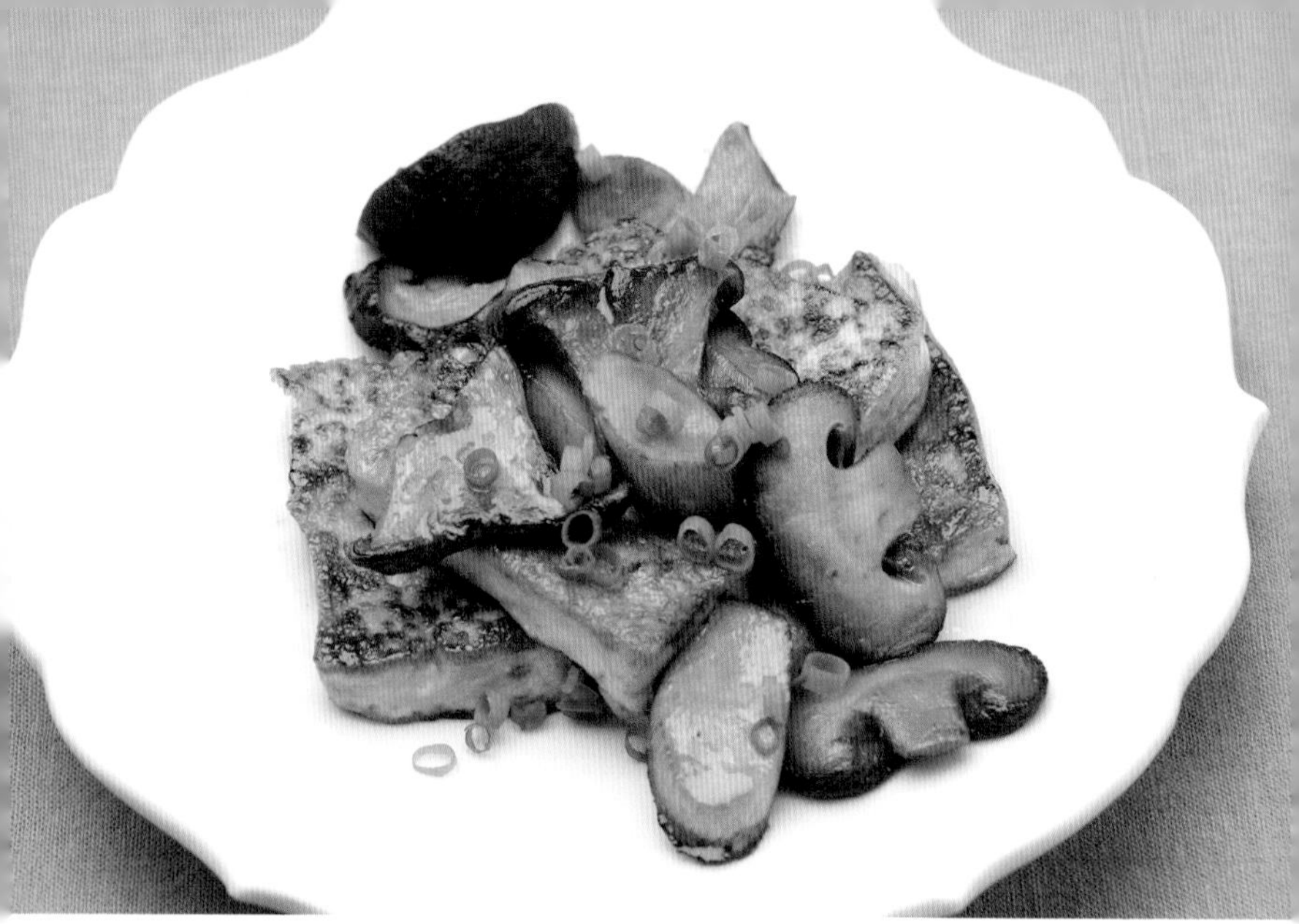

味はさっぱり、脳はスッキリ!

ひらめきを呼ぶ豆腐ステーキ

材料

［2人分］
木綿豆腐…200g
きのこ類（椎茸、エリンギなど）…100g
ごま油…小さじ2
水・ポン酢…各大さじ1
小ねぎ…適宜

作り方

1. 豆腐はキッチンペーパーに包み、耐熱容器に入れて電子レンジで3分加熱してそのまま粗熱を除き、1センチ幅に切る（手で持ちやすいくらいの固さになるまで水気をきると焼きやすくなります）。きのこ類は石づきがあれば除いてひと口大に切る。
2. フライパンにごま油を熱し、豆腐を入れて焼き、焼き色がついたら返して焼き、きのこも同時に焼く。
3. 火が通ったら水とポン酢を入れて豆腐ときのこに絡ませ、水分がなくなったら器に盛り付ける。あればねぎを散らす。

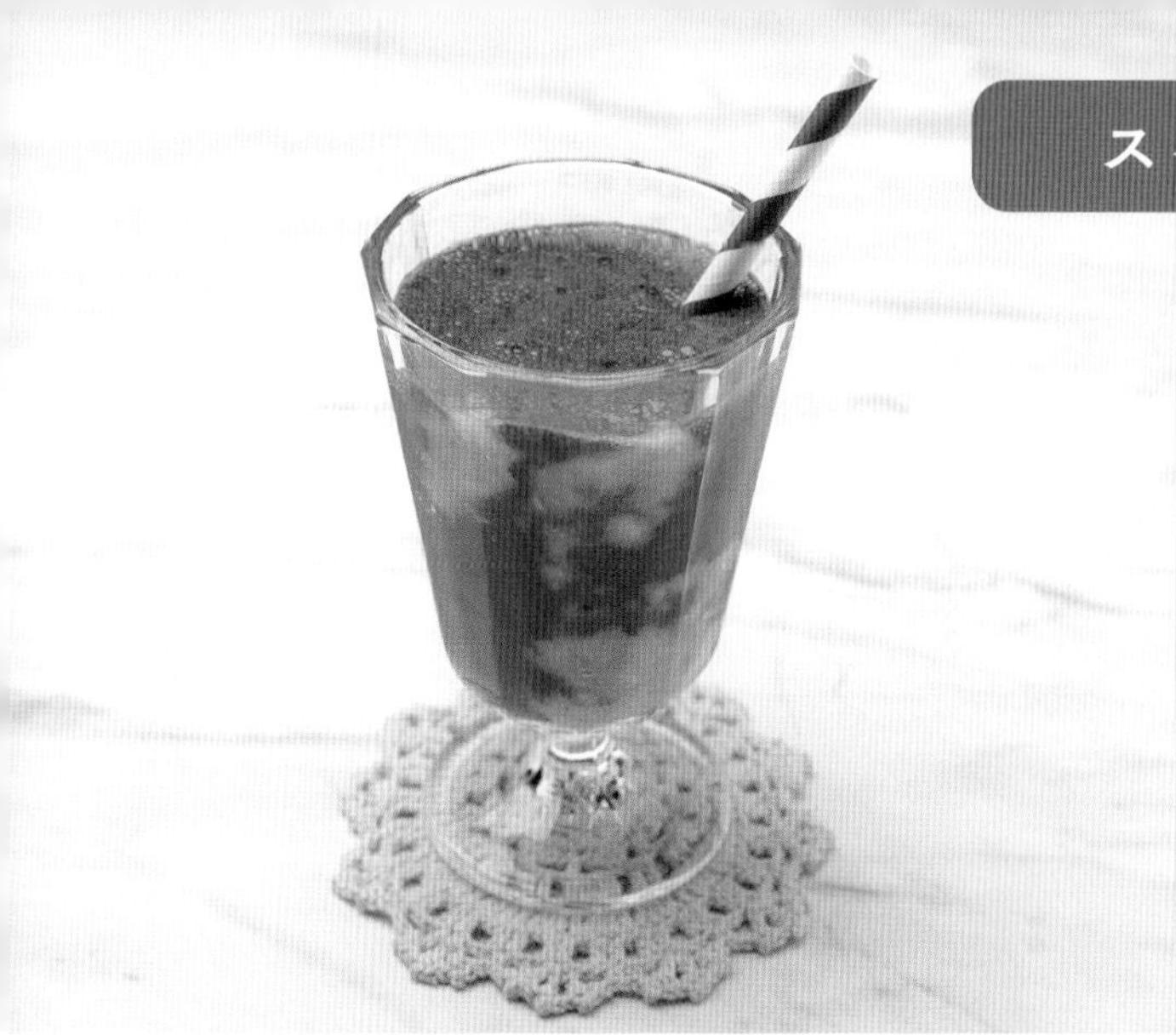

スイーツ

罪悪感は不要！ ヘルシー間食で脳のエネルギー不足を解消！

間食で太るのは高GIの甘いものを食べるから。低GIスイーツなら、脳にエネルギーを補充しながら、リラックス効果も得られます。

朝からバリバリ働きたい人の！

朝チョコスムージー

材料

［2人分］
バナナ…1本
無調整豆乳・オレンジジュース…各100ml
無糖ココア…大さじ2

作り方

❶ バナナをグラスに入れてフォークでつぶす。
❷ ボウルなどにココアを入れて無調整豆乳とオレンジジュースを少しずつ加えながらなじませ、粉っぽさがなくなってきたら一気に入れて液体となじませ、❶に注ぎ入れざっくりと混ぜ合わせて完成。

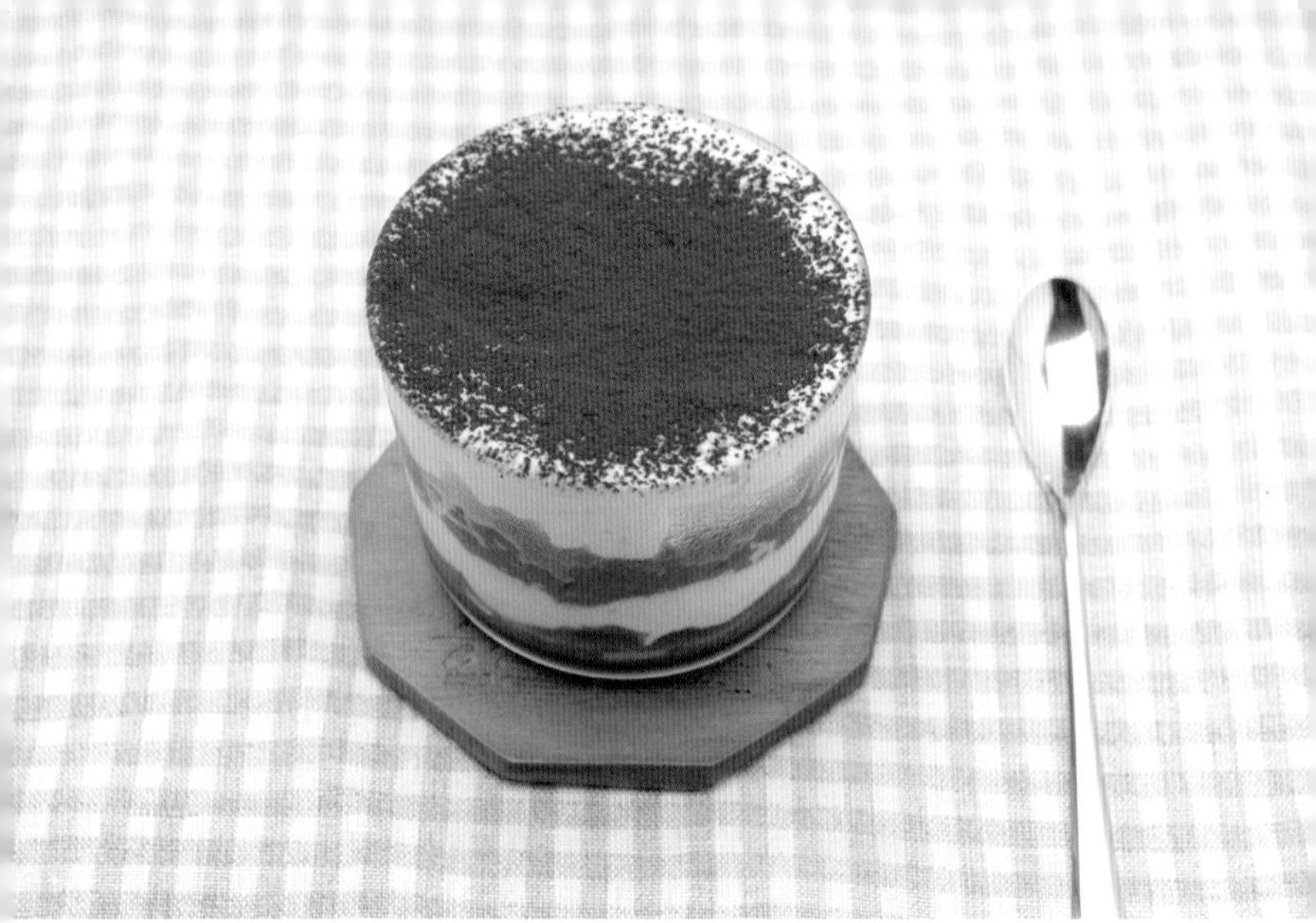

ほどよい苦味で頭スッキリ

しゃきっとティラミス

材料

直径8センチ×高さ6センチの容器使用

［2人分］

オートミール…50g

水…1/2カップ

インスタントコーヒー…小さじ2

フラクトオリゴ糖（液体タイプ）…大さじ4

生クリーム…100g

マスカルポーネ…100g

ココアパウダー…適量

作り方

❶ オートミール、水、インスタントコーヒー、フラクトオリゴ糖大さじ3（分量内）を耐熱容器に入れてざっくりと混ぜ合わせ、ラップをかけて電子レンジで1分加熱しよく混ぜて冷やしておく。

❷ ボウルに生クリームを入れてホイップし、角がおじぎする程度になったら、マスカルポーネと残りのフラクトオリゴ糖を混ぜ合わせる。

❸ 容器に❶→❷の順に交互に入れ、最後にココアパウダーをふる。

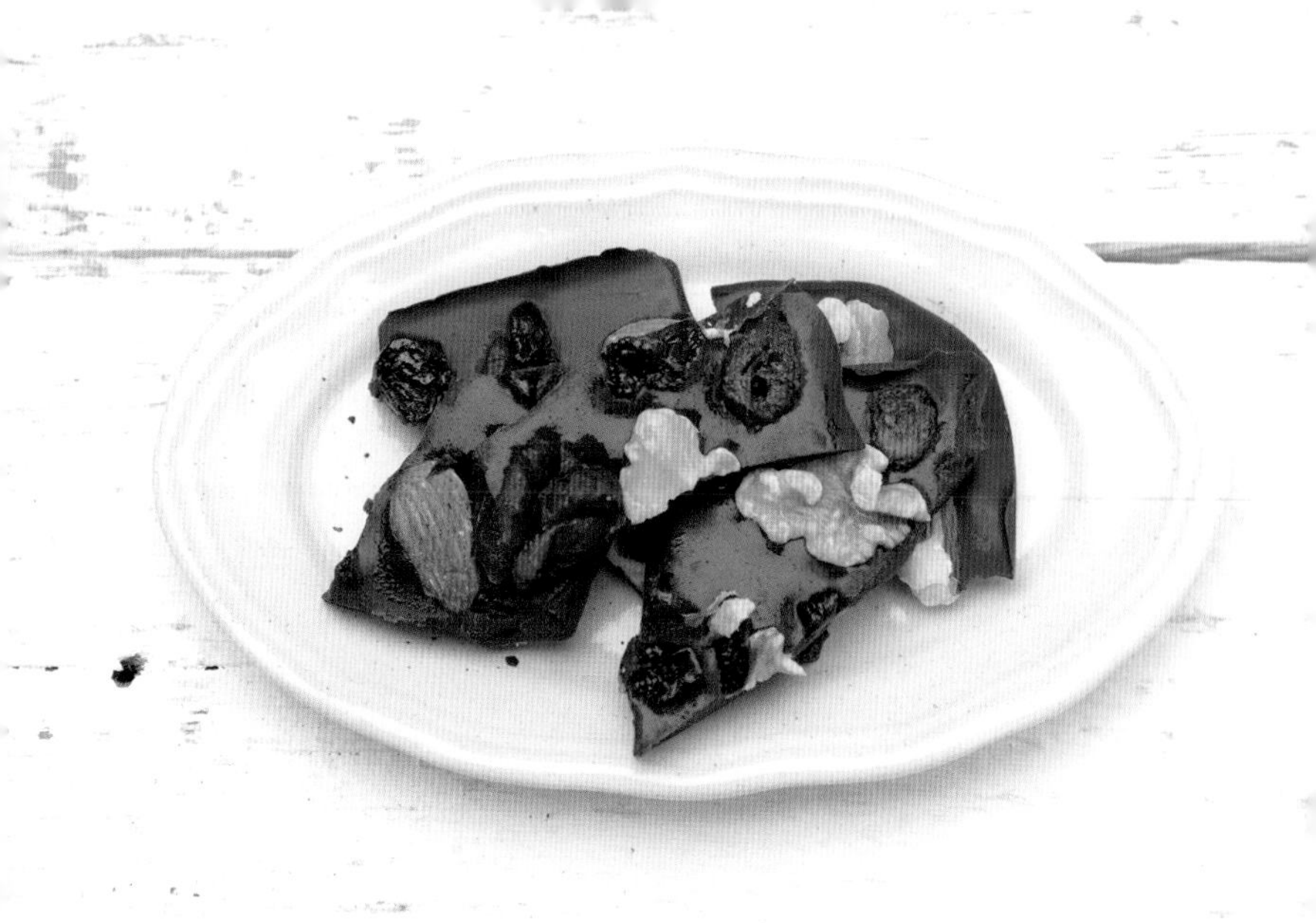

仕事や家事の合間につまみたい！

ひと休みの高カカオチョコレートバーク

材料

12.5×15センチのバット使用

［2人分］

高カカオチョコレート（カカオ70%以上のもの）…50g

ドライベリー・ミックスナッツ…各適量

作り方

❶ 高カカオチョコレートをボウルに割り入れ、湯煎で溶かす。

❷ クッキングシートを敷いたバットなどに❶を流し入れ、お好みのベリーやナッツ類を散らして冷蔵庫で冷やし固める。

脳に効く低GI食のヒント

高カカオチョコレートとナッツ、そしてベリー。脳のパフォーマンスをアップさせる低GI食品をふんだんに使ったのが「ひと休みの高カカオチョコレートバーク」です。高カカオチョコレートは、カカオ豆が70%以上含まれているものなら、どれでもOK。好きな苦味を選んでください。

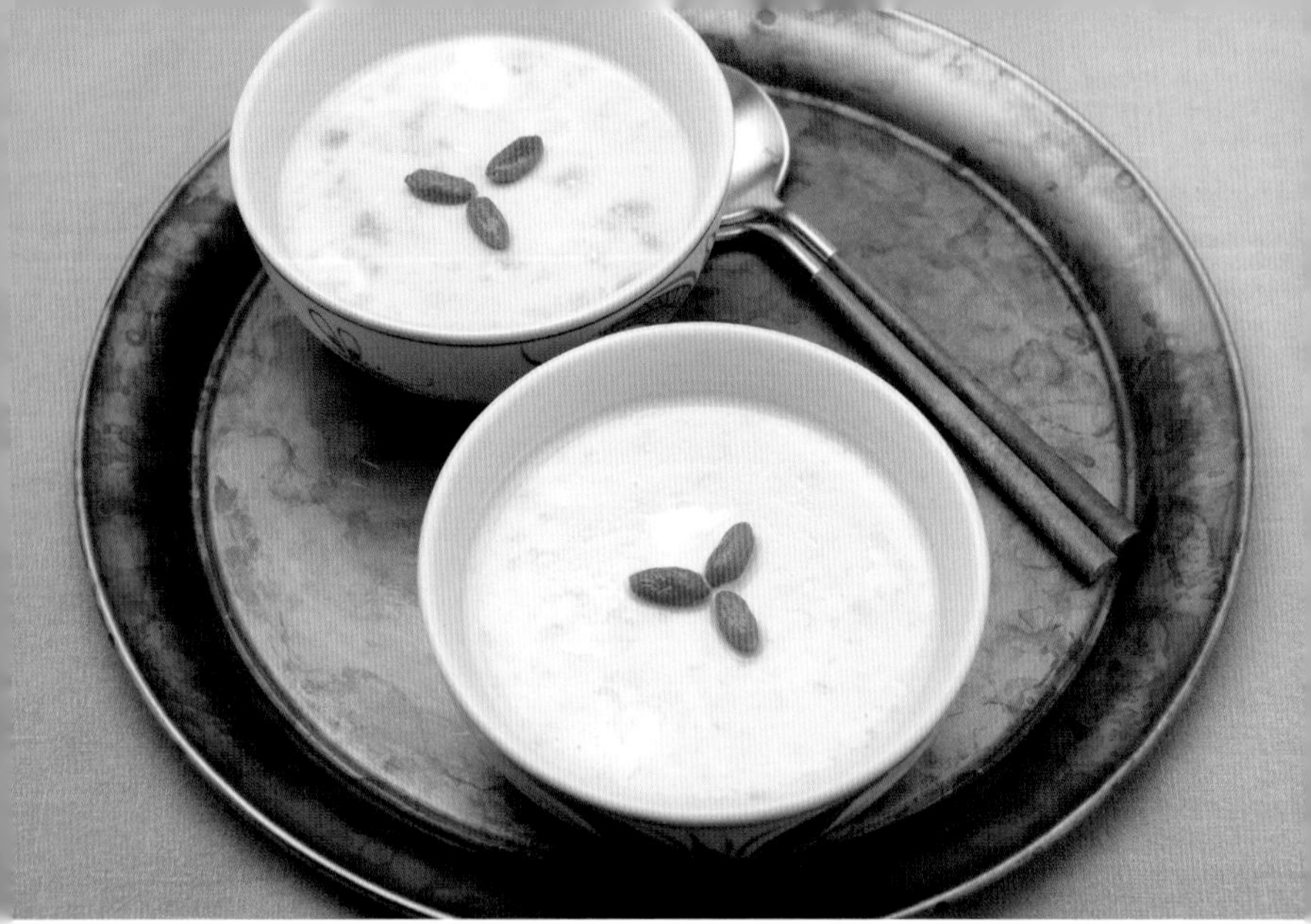

罪悪感を覚えずに食べてください！

ココナッツミルクとバナナのヘルシープリン

材料

［2人分］
バナナ…1本
ココナッツミルク…1カップ
牛乳…70ml
ゼラチン…5g
フラクトオリゴ糖（液体タイプ）…大さじ2
クコの実…適量

作り方

❶鍋に牛乳を入れて温めて（30秒程度）火から外し、ゼラチンを満遍なくふり入れてよく混ぜてしっかりと溶かし、ココナッツミルクを入れて鍋底からしっかりと混ぜてなじませる（このときにゼラチンが溶けていなかったり、ココナッツミルクとなじんでいないと固まらないので注意！）。

❷バナナをフォークでつぶし、フラクとオリゴ糖と混ぜ合わせて❶に入れてなじませる。器に流し入れて冷蔵庫で冷やし固める。あれば、水で戻したクコの実などを添えて。

第5章

「低GI食」にプラスして、脳がさらに「覚醒」する12の習慣

朝の高カカオチョコレート習慣は、最高の「朝活」

カロリー制限、脂質制限、糖質制限など、体によい食事となると、食べていいものが少なくなって食事が楽しくなくなると心配する方がいます。

「低ＧＩ食」に対しても、白いご飯が食べられなくなるとか、甘いものが食べられなくなるとか、もちもちの白いパンが食べられなくなるとか、嫌がる方がいます。

まず、はっきりしておきたいのは、**低GI食は、脳に働いてもらいたいときにうまく利用する**、ということです。

食べたいときは高ＧＩ食品を食べてもかまいませんし、食べられないと思うと逆にストレスになって脳によくありません。

高ＧＩ食品は、糖質が含まれている穀類、でんぷん質が多い野菜（いも類やかぼちゃなど）、食物繊維が少ない果物、そして、砂糖を使った甘いものやでんぷん質を使ったせんべいなど。そういった食品をときどき低ＧＩ食品に置き換えるだけで大丈夫です。

皆さんの想像以上に、低ＧＩ食はいろいろな種類があります。

肉も魚も、チーズやヨーグルトなどの乳製品も、豆腐や納豆などの大豆製品も、緑の野菜も、いつでも食べられます。

子どもにはすすめられませんが、アルコールも低ＧＩ食品です。ウイスキーや焼酎などの蒸留酒は糖質ゼロなのでまったく問題ありませんし、糖質を含むワインや日本酒などの醸造酒も、アルコールの中で最もＧＩ値の高いビールにしても低ＧＩに分類されます。飲みすぎはよくありませんが、気分転換やストレス解消のためにアルコールを利用するのも、脳にとってある程度はいいことなのです。

この章では、低ＧＩ食生活がもっと楽しくなる、もっと脳が気持ちよく働けるようになる、おすすめ習慣を紹介していくことにしましょう。

最初の習慣は、「朝の高カカオチョコレート」です。

3章で、カカオポリフェノールは摂っても体内にとどめておくことができないので、高カカオチョコレートはちょこっとずつ食べましょうと述べましたが、そのちょこっとの1回は、間食だけでなく朝もおすすめです。

高カカオチョコレートを食べたり、ココアを飲んだりすると、脳がシャキッと目覚めます。

目覚める理由は、カカオ豆に含まれる苦味成分。

私たちの味覚は、甘味、酸味、塩味、苦味、うま味という五味を感じとることができますが、この味覚が自律神経に作用することがわかっています。

自律神経とは、呼吸や心拍、体温など、私たちが生きていくために欠かせない機能をコントロールしてくれているもので、交感神経と副交感神経という異なる役割を持つ2つの神経があります。

体を活発にするアクセルの役割をする交感神経と、体を休ませるブレーキの役割をする副交感神経。交感神経が優位になると体が活動モードになり、副交感神経が優位になるとリラックスモードになります。

苦味成分が作用するのが、交感神経（＊51）。

つまり、**朝に高カカオチョコレートを食べると、脳や体を活動モードに切り替える手助けをしてくれることになる**のです。

これは、誰でも簡単にできる最高の「朝活」といってもいいかもしれません。

カカオ豆に含まれる苦味成分は、テオブロミンと少量のカフェイン。テオブロミンは、自然界ではほぼカカオのみに含まれるといわれ、その名称はテオブロマ（ギリシャ語で「神様の食べ物」）に由来します。

ちなみに、カカオの学名がテオブロマです。

そんなありがたい学名のものが多く含まれている高カカオチョコレートは、朝から脳を活発に動かす必要のある現代の私たちにとっての救世主的な食べ物だといえるのではないでしょうか。

使う油を変えるだけで、仕事の効率が大きく変わる？

2番目の習慣は、「ちょい足しはオリーブオイル」。

私たちの体は食事で摂った栄養素からつくられていますが、脳もそうです。しかも、**約65％が脂肪酸からつくられています。**

つまり、脳の状態は、毎日の食事から摂る油の質にも影響されるということです。

油は、飽和脂肪酸と不飽和脂肪酸に分類されます。

飽和脂肪酸はエネルギーとして使われやすい脂肪酸で、一般的に常温で固体のものが多く（「脂」と表現されることもあります）、肉や乳製品などの動物性の油に多く含まれています。

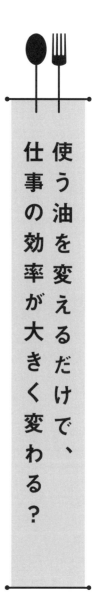

不飽和脂肪酸は常温で固まりにくい性質を持ち、植物や魚などの油に多く含まれています。

マーガリンやショートニングなどに含まれるトランス脂肪酸も、この不飽和脂肪酸に分類されます。健康への影響が不安視され、アメリカではすでに食品に使用されていない油です。

最近、日本でも食品における含有量はかなり減っているようです。

不飽和脂肪酸は科学的構造の違いから、さらにオメガ3系列、オメガ6系列、オメガ9系列に分類されます。

脳にいい油は、いくつかありますが、最初におすすめするのが、オメガ9系の代表格でもあるオレイン酸を多く含むオリーブオイルです。

なかでも**脳にいいといわれているのが、エクストラバージンオリーブオイル**（EVOO）。

エクストラバージンオリーブオイルは、オリーブの実をしぼっただけのバージンオイルの最高級グレードで、遊離酸度0・8％以下で風味に欠点がないものが「エクストラ」と呼ばれています。

ちなみに、日本で市販されているもう1つの「ピュアオリーブオイル」は、精製したオリーブオイルにバージンオイルをブレンドしたものです。

エクストラバージンオリーブオイルと比べると風味は劣りますが、油としての成分は変わりません。

エクストラバージンオリーブオイルの長期間の摂取で、認知機能がよくなることがわかっています。

マウスによる実験で、**エクストラバージンオリーブオイルが脳の神経細胞の接合部分にあたるシナプスを活性化し、学習と記憶を改善する効果が確認されています**（＊52）。

また、オリーブオイルは、アルツハイマー型認知症の予防に効果があるとして注目されています（＊53）。

オリーブオイルに含まれる成分が、アルツハイマー型認知症の原因といわれるアミロイドβの蓄積を軽減するといいます。

◎ 油の分類

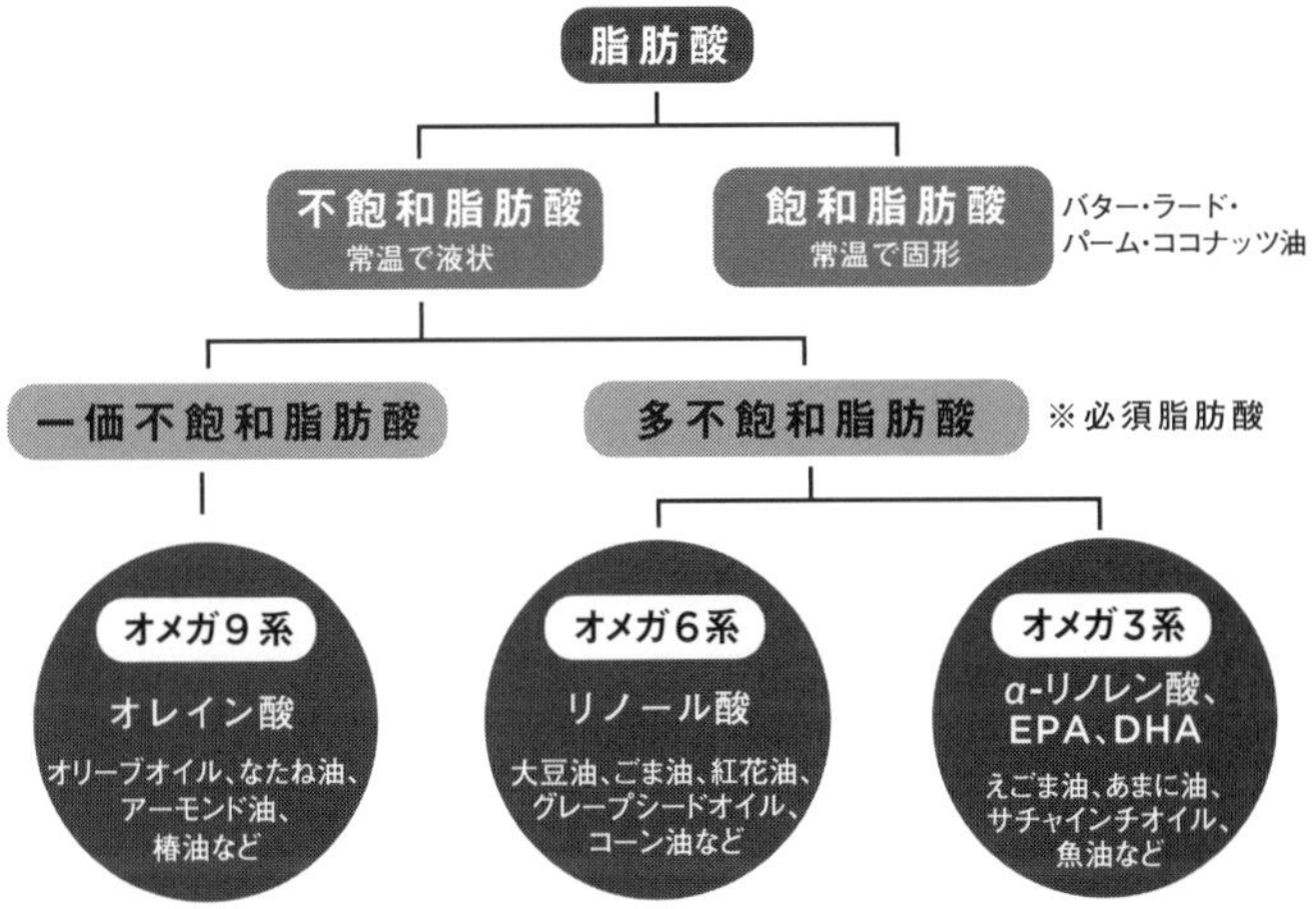

オリーブオイルは酸化しにくいため保存性が高く、そのままでも、加熱しても使えるのが特徴です。しかも、かけるだけという簡単な調理法でおいしく食べられます。

野菜サラダのドレッシング代わりにかけてもいいし、カルパッチョの調味料として使ってもいいと思います。変わったところでは、アイスクリームにかけたり、納豆や豆腐にかけたり、みそ汁やそばつゆに少量加えてみると、意外とおいしくて、驚かれるかもしれません。いつもの「低GI食」のアレンジに使ってみてはいかがでしょうか？

魚を食べると頭がよくなるは本当だった

3番目の習慣が、「週3回は魚を食べる」。

オリーブオイルに加えて、おすすめする油は、アマニ油やえごま油に含まれるα-リノレン酸や、青魚に多く含まれるDHA（ドコサヘキサエン酸）、EPA（エイコサペンタエン酸）などのオメガ3系の油です。

α-リノレン酸は体内でつくることができないため、食品から摂らなければいけない必須脂肪酸の1つ。体内に入ると、その一部はDHA・EPAに変換されます。

脳は、その約65%が脂肪酸でできていると述べましたが、正確にいうと「脂肪酸結合タンパク質」です。そして1つひとつの細胞を覆っている膜には、オメガ3系、特にDHA・EPAが多く使われています。

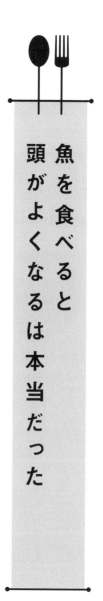

オメガ3系は**血液をサラサラにして血流を改善するほか、脳の神経細胞を活性化する働きがある**といわれています。

また、オリーブオイルと同じようにアミロイドβの蓄積を抑制するともいいます。英オックスフォード大学の研究では、7～9歳の子どもの血液中のオメガ3系の油の濃度は、読解力や記憶力に関連するという報告があります。

学童期の学習能力が標準に満たない子どもたちに食事でオメガ3系の油を増やすことで、有益な効果がもたらされるようです（＊54）。

マウスを使った実験では、オメガ3系の油が不足すると、落ち着きや集中力がなくなり、学習能力が低くなるという結果が出ています。

心的外傷を患った人たちにオメガ3系の油を継続して摂取してもらったところ、症状が快方に向かったという実験結果も報告されています。

オリーブオイル（オメガ9系）とオメガ3系が脳にいいなら、オメガ6系の油はどうなの？ということになりますが、リノール酸やアラキドン酸などのオメガ6系の油が脳に悪いことはないのですが、つい摂りすぎてしまうのが難点。

なぜなら、サラダ油、大豆油、コーン油などは、普段の料理や揚げ物、缶詰や菓子類などの加工食品によく使われていて、気づかないうちに摂っているからです。

商品のパッケージに付いている成分表示に「植物油」と明記されていたら、ほとんどがオメガ6系の油と思っていただいてかまいません。

オメガ6系の油を摂りすぎて体に蓄積されると、体内のあちこちで炎症が起き、細胞の老化が進みます。この作用を抑える効果があるのも、オメガ3系です。

厚生労働省では、**オメガ6系とオメガ3系の推奨摂取割合を4：1と定めています**が、魚を食べる機会が少なくなっていることもあって、この条件を達成している人は少ないのではないかといわれています。

しかも、オメガ6系とオメガ3系の脂肪酸の代謝には同じ酵素が使われるため、オメガ6系が多すぎると、オメガ3系をたくさん摂っても代謝されにくくなるという現象が発生する可能性があります。

オメガ6系を控えて、オメガ3系をできるだけ多く摂る。

これが、脳が喜ぶ油の摂り方になります。

そのためには、なにより魚を食べる機会を増やすことです。

厚生労働省が推奨するオメガ3脂肪酸の摂取目安は、1日に男性2・4g、女性2g。これは**マグロの刺身なら2〜3切れ、サンマなら3分の1尾、アジの開きなら1尾で摂れる量**です。

アマニ油やえごま油で摂るなら、小さじ1杯程度。これなら、オリーブオイルを使わない日にサラダにかけたり、豆腐にかけたりすれば簡単です。

意外と簡単に摂れるオメガ3系ですが、酸化には注意する必要があります。

特にアマニ油とえごま油は酸化しやすいので、加熱せずに生のままできあがった料理や加熱が済んだ料理にかけて食べるようにしましょう。

また、開封するとすぐに酸化するので、短期間で使い切れる量のものを選ぶようにしましょう。

魚に含まれるオメガ3系も酸化しやすいのは同じ。焼いたり煮たりするのもおいしいのですが、刺身など生で食べるほうが脳が喜ぶ食べ方になります。

脳のエネルギーを超回復させるたった1つの方法

4番目の習慣は、「運動すること」。

脳のもう1つのエネルギー源として発見された脳グリコーゲン。記憶の司令塔といわれる海馬のエネルギー源といわれているため、枯渇すると、記憶や学習能力の低下につながります。

受験前にラストスパートしたいときや、仕事の勝負どころで脳をフル回転したいときは、できれば大量に蓄積しておいて、最大限のパフォーマンスを発揮したいところです。

そんな重要な脳グリコーゲンを簡単に増やせる可能性があるワザを紹介します。

それは、**もう無理と思えるほど1回運動して食事をする**ことです。

筋トレでも限界まで筋肉を使って食事を摂ると、超回復と呼ばれる現象が起きますが、脳も同じであることがマウスの実験で示されています（＊55）。

そのメカニズムを解説するには、まずグリコーゲンの話をする必要があります。

グリコーゲンは、体の中に入ってきたエネルギー源である糖質を蓄えておく形態で、肝臓と筋肉でつくられています。

脳でもつくられているのが発見されたのは、つい最近のことです。

グリコーゲンの役割は、もちろん脳や体が活動するためのエネルギー源です。

筋肉に蓄えられた「筋グリコーゲン」は筋肉の収縮運動のために使われ、肝臓に蓄えられた「肝グリコーゲン」は、血液中のブドウ糖が不足すると分解されて血液中に放出されます。

体内に蓄積されているグリコーゲンの量は、約400〜500g。内訳は筋グリコーゲンが約300〜350g、肝グリコーゲンが100〜150g。肝グリコーゲンは12〜18時間絶食すると、ほとんど使い切るといいます。

自分の体重を考えると、約400gという量は少ないような気もしますが、その代わりにたっぷり蓄えているのが脂肪です。

脂肪は非常用のエネルギー源ですが、肝グリコーゲンが約1日分に対して、約40日分備蓄しています。

筋グリコーゲンに関しても、約300gだと体を動かしているとすぐになくなってしまいそうですよね。

たしかに激しい運動をすると、すぐになくなってしまいます。

しかし、脳は筋グリコーゲンが枯渇しそうになると、指令を出して大量にグリコーゲンを生産させようとします。

これが「超回復」という現象です。

これにより、**運動する前の量以上に筋グリコーゲンを蓄えることができます。**

超回復はスポーツ選手にとって大切な知識ですが、実は2018年の筑波大学の研究で、脳グリコーゲンでも同じことが起きることが明らかになりました。

マウスに疲れ果てるまで運動を1回させたところ、筋グリコーゲンの量が増えると同時に、脳グリコーゲンも増えたのです。しかも、食事で高GI食をたっぷり摂る必要はありませんでした（＊55）。

運動が記憶力などの認知機能を高めることは数々の研究で証明されていますが、もしかすると脳グリコーゲンが超回復することも影響しているのかもしれません。

アスリートが大会前に持久力をつけるために筋グリコーゲンを増やすように、受験やここぞという勝負のときは、脳グリコーゲンを増やしておく。

しかも、運動後6時間でグリコーゲン量がアップし、その後24時間はずっと効果があるようです（＊55）。

勉強でも仕事でも大切な日の前日に、スポーツや運動で懸命に汗を流す。

これで次の日は、脳がいつもよりバージョンアップされているかもしれません。

◎運動＋食事で脳グリコーゲンが増える！

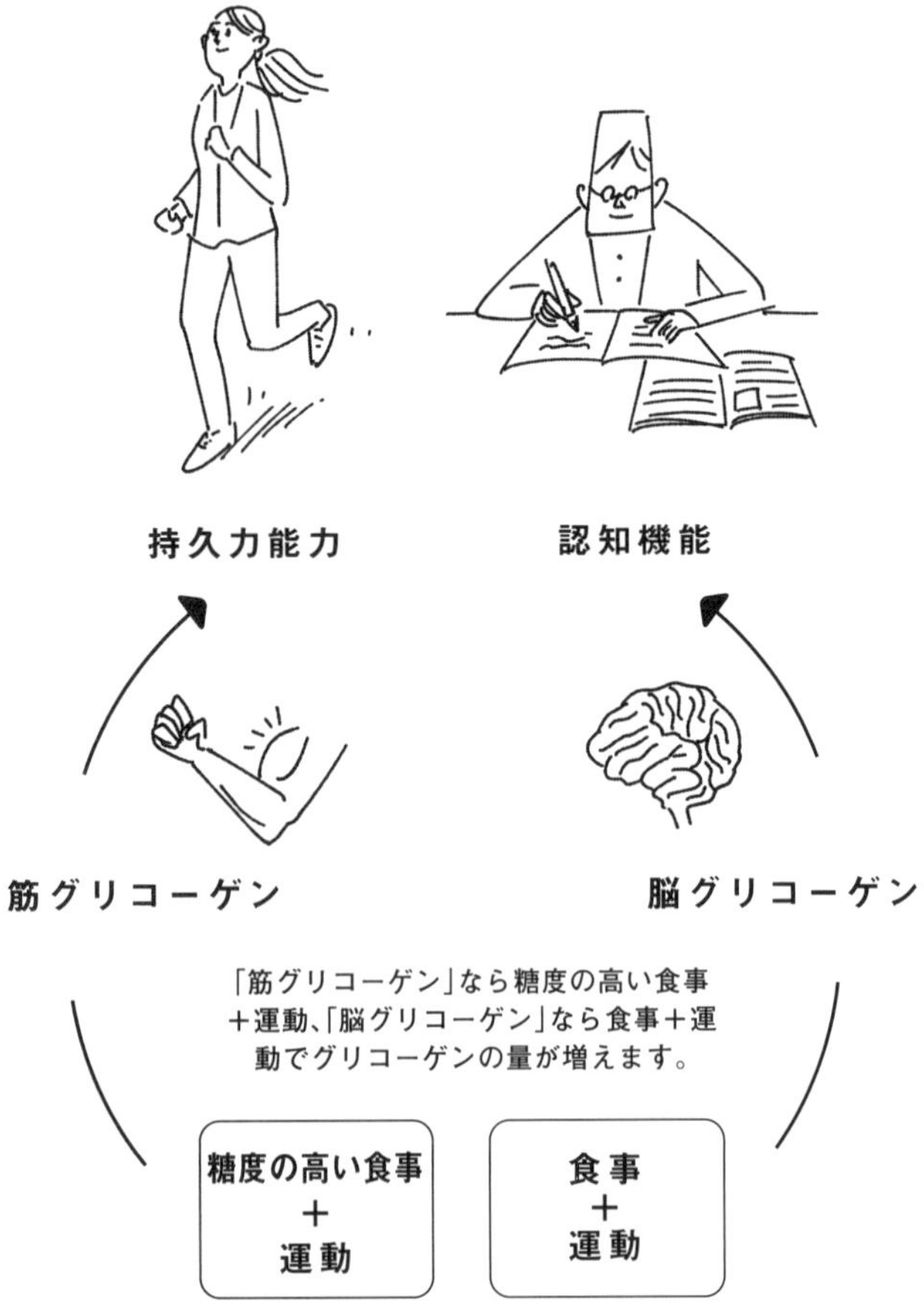

たっぷりと水を飲むと認知機能が上がる？

5番目の習慣は、「仕事や勉強の前に水を飲む」。

水を飲むと認知能力が上がる、まるで魔法のような現象ですが、私たちの体は70〜80%が水でできているため、水分が少なくなると細胞内の酵素の働きが悪くなり、それによって脳の認知機能が阻害されるのではないかと考えられています。

実際、**子どもたちに250〜300㎖の水を飲ませると、その後の記憶力がアップする**ことがわかっています（＊56）。

また、**作業の前に水を飲むと、集中力などの反応時間がアップする**こともわかっています（＊57）。

低GI食では、緑茶やウーロン茶、無糖の紅茶、コーヒーなどがおすすめの飲み物ですが、1日に必要な水分量をそうした飲み物だけで摂るのではなく、水を多めに飲む。そうすると脳は元気に働けるようになります。

ちなみに、厚生労働省が推奨する、成人1日に必要とする水分量は2・5ℓ。もちろん、すべてを飲み物から摂る必要はありません。約1ℓは食品から摂ることができるといわれているので、**飲み物での摂取は約1・5ℓが目安**になります。

もっと正確に必要な水分量を知りたいという方は、次の計算式で算出しましょう。

体重（kg）×年齢別必要量（mℓ）＝必要水分量

年齢別必要量は以下になります。

30歳未満…40mℓ
30〜55歳…35mℓ
56歳以上…30mℓ

60歳で60kgなら60×30＝1800mℓ、30歳で50kgなら50×35＝1750mℓ、15歳で40kgなら40×40＝1600mℓということになります。

子どもや若い人の場合は運動量が多く水分不足になる傾向があるので、もう少し多めに摂ってもいいと思います。


低GI食の話とは異なりますが、脳を研究している立場からのアドバイスとして、記憶力を高める簡単な方法をもう1つ紹介しておきましょう。

それは、場所を変えることです。

私は、仕事柄、いろいろな分野の人たちの行動を研究させていただいていますが、ビジネスの世界でも、スポーツの世界でも、記憶力の高い人たちに共通する行動があったのです。

それが、学習するときに頻繁に場所を変えるという行動です。

結果を出す人は、同じ場所にいるよりも、違う場所にいることを好みます。

午前中はオフィス、昼は外でランチミーティング、午後はカフェ、夕方以降は自宅と、とにかく移動が多い傾向があるのです。

ミシガン大学の研究によると、**場所を変えるだけで記憶力が50％も高まる**ことがわかってきました（＊58）。

被験者を2つのグループに分け、単語を10分間2回覚えてもらいました。

①2回とも同じ部屋で覚えてもらうグループ

②1回ごとに違う部屋で覚えてもらうグループ

結果は、同じ部屋で覚えたグループが記憶できた単語は、平均16個。違う部屋で覚えたグループは、24個。同じ場所で学習していると、脳がその空間に慣れて働きが鈍くなるのかもしれません。一方、場所を変えると新たな環境に脳が刺激されて活発に動き出すのではないかと考えられます。

以上のことから考えると、場所を変えて、水を飲むの合わせワザはどうでしょう。これだけで、記憶力がアップする可能性が充分に考えられます。

さまざまな実験からわかった、頭がよくなるジュースとは？

6番目の習慣は、「2分の1カップのブルーベリー」。

皆さんは、スーパーフードという言葉を聞いたことがありますか？「一般的な食品と比べると栄養バランスに優れ、栄養価が高い食品」ということですが、具体的に食品分類上の定義があるわけではありません。

そんなスーパーフードの中から、脳科学の視点からおすすめしたいのが、ブルーベリー。ブルーベリーというと、目の健康維持によいといわれますが、実は脳にもよい食品です。

7〜10歳の子どもに、一般的なブルーベリーより少し小粒で栄養価が豊富なワイルドブルーベリーの果汁を使ったドリンクを飲んでもらったところ、脳の実行機能や短期記憶、注意力が改善したといいます（＊59）。

しかも、その効果は2〜6時間継続したという報告があります。

このときの使用したブルーベリーの量は、240g（カップ1杯半）に相当します。

また、24gのフリーズドライのブルーベリー（生のブルーベリー1カップに相当）を90日間摂り続けてもらった実験では、**言語記憶評価テストや作業切り替え能力テストなどで認知機能がアップしました**（＊60）。

ブルーベリーが脳の機能を向上させる要因は、ブルーベリーに含まれるアントシアニンという成分と考えられています。

アントシアニンとは、強力な抗酸化作用のあるフラボノイドの一種で、植物が紫外線など有害な光から実を守るために蓄えられている天然色素。ブルーベリーのほかにも、ブラックベリーやサクランボなどの色が濃い果物に含まれています。

アントシアニンが属するフラボノイドが認知機能の低下の抑制に関連することは、最新の研究でも明らかになっています。

アメリカのハーバード公衆衛生大学院のTian-Shin Yeh氏らが、女性4万9493人と男性2万7842人を対象に行った研究によると、フラボノイドの摂取量が最も多いグループは最も少ないグループと比べて、主観的な認知機能の低下リスクが20%低かったと報告されています（*61）。

この研究はアントシアニン以外のフラボノイドも摂取して行われましたが、アントシアニンを多く摂取した人は、低下リスクが24%も低かったといいます。

Yeh氏は、「フラボノイドが豊富な食品を食事に取り入れるだけで、認知機能の低下を抑えられる可能性がある」と結論付けています。

また、別で行われた動物実験によると、**ブルーベリーの抽出物を与えられた動物は、運動能力の低下が少なく、記憶力テストの結果が優れていた**という報告もあります。

ブルーベリーには、熱ショックタンパク質（ヒートショックプロテイン）レベルを上昇させる作用があることもわかっています。

熱ショックタンパク質とは、細胞が熱や化学物質などのストレスにさらされたときに細胞を守るタンパク質で、加齢とともに減少するといわれています。少なくなると、脳の細胞の炎症や損傷の原因になります。

それではブルーベリーを1日にどのくらい摂ればいいのか。

おすすめは、**2分の1カップ**。

1カップでも、わずか80㎉と低カロリーなので、量を気にせず摂ることができると思います。

ミキサーにブルーベリーと無糖ヨーグルトと牛乳を入れて混ぜ合わせてジュースとして飲んでもいいし、オートミールやシリアル、サラダのトッピングにするのもいいでしょう。もちろん、生のまま単体で食べても手軽なおやつになります。

ただし、缶詰や加糖タイプのジャムは、糖質がたっぷり含まれるものがあるため摂りすぎには気をつけるようにしましょう。

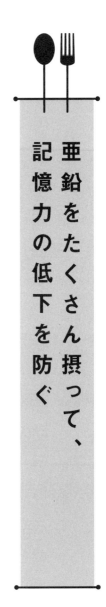

亜鉛をたくさん摂って、記憶力の低下を防ぐ

7番目の習慣は、「亜鉛を摂取すること」です。

私たちの体を健康に維持していくには、エネルギー源となる炭水化物、タンパク質、脂質に加えて、ビタミン、ミネラルが必要だとされています。

これを五大栄養素といいます。

そして、体の中で合成できないため食事で摂らなければならないとされるのが、必須アミノ酸（タンパク質）、必須脂肪酸（脂質）、ビタミン、ミネラル。そうした栄養素が不足してくると、脳にも悪い影響を及ぼすことになります。

なかでも脳科学の観点から不足しないように気をつけてほしいのが、ミネラルの1つである「亜鉛」です。

ミネラルは、体内に占める割合は約5％と決して多くありませんが、赤血球や骨などの構成要素になったり、臓器や細胞の活動をサポートしたりする重要な役割を担っています。

現在、その成分と役割が解明されているのは16種類。これを必須ミネラルと呼ぶこともあります。

ミネラルに関しては、そのすべてが解明されているわけではないので、今後、必須ミネラルは増える可能性があります。

微量元素といわれるミネラルは、肉や魚、野菜、果物、海藻類、乳製品などをバランスよく食べていると十分に摂れるともいわれますが、現代の食生活だと不足しがちになるミネラルもあります。

その1つが亜鉛です。ちなみにほかに不足しがちといわれるのはカリウム、カルシウム、鉄です。

亜鉛は、体内の300種類以上の酵素に含まれ、細胞の成長と分化に中心的役割を果たしています。

亜鉛が自分の体にとって欠かせないものといわれてもピンとこないかもしれませんが、まったくなくなると、体の機能が停止してしまうことになります。

亜鉛が不足すると起きる症状としてよくいわれるのが、味覚異常です。亜鉛は、味を感じる細胞（味蕾《みらい》細胞）を育てる栄養素でもあるため、不足すると味を感じにくくなったり、舌がピリピリしてきたりします。

また、体内にある亜鉛の約8％が存在するといわれる皮膚や毛髪は、亜鉛が不足すると、皮膚炎や脱毛という症状が現れるようになります。

亜鉛不足が脳にも影響を与えることがわかってきています。

記憶を司る海馬には亜鉛が多く存在していて、不足すると海馬の機能に障害が現れ、記憶力の低下につながるといわれます（＊62）。

ある研究では、うつ病患者の血中亜鉛濃度が低下していることがわかりました（＊63）。

亜鉛をサプリメントで摂ると、抗うつ薬の効果が高まったという報告もあります。この結果から、亜鉛不足はうつ病発症のリスクファクターではないかと考えられています。

亜鉛が多く含まれている食べ物としてよく知られているのは、牡蠣《かき》や牛肉、うなぎなどですが、そうそう毎日食べられるものではありませんし、それらを無理して、毎日摂ろうとしなくても大丈夫です。

厚生労働省が推奨する1日の摂取量は、成人男性11㎎、女性8㎎。栄養バランスを考えて食事をしていれば、プラスアルファで**アーモンドやカシューナッツなどのナッツ類をおやつにポリポリ食べるだけで十分**です。

ただし、インスタント食品やレトルト食品、菓子類など加工食品ばかり食べていると亜鉛が摂れないので注意しましょう。

◎ 亜鉛が多く含まれている食品

分類	食品名	100gあたりの亜鉛含有量(mg)	大人1食分のおよその量	
			目安量	亜鉛含有量(mg)
魚介類	牡蠣	13.2	5粒(60g)	7.9
	ホタテ貝(生)	2.7	3個(60g)	1.6
	うなぎ	1.4	1/2尾(80g)	1.1
	さんま(生)	0.8	中1尾(150g)	0.8
	たらこ	3.1	1/2腹(25g)	0.8
	煮干し	7.2	5尾(10g)	0.7
肉類	牛肩ロース	5.6	1食分(70g)	3.9
	牛もも肉	4.0	1食分(70g)	2.8
	牛レバー	3.8	1食分(70g)	2.7
	鶏レバー	3.3	1食分(70g)	2.3
	牛バラ肉	3.0	1食分(70g)	2.1
	鶏もも肉	1.6	1食分(100g)	1.6
	豚ロース	1.6	1食分(70g)	1.1
卵・乳	卵(全卵)	1.3	1個(50g)	0.7
	牛乳	0.4	1食分(200g)	0.8
	プロセスチーズ	3.2	1切れ(20g)	0.6
大豆	納豆	1.9	1パック(40g)	0.8
	豆腐(木綿)	0.6	半丁(150g)	0.9
ナッツ	カシューナッツ(フライ)	5.4	10粒(15g)	0.8
	アーモンド(フライ)	4.4	10粒(15g)	0.7
穀類	ご飯(精白米)	0.6	茶碗1杯(150g)	0.9
	そば(ゆで)	0.4	ざるそば(180g)	0.7

出典:『日本食品標準成分表2015年版(七訂)』より抜粋

甘いものを食べたい場合の魔法の甘味料フラクトオリゴ糖

8番目の習慣は、「砂糖よりフラクトオリゴ糖」。

皆さんは、甘いものを食べて心が落ち着いたり、幸せな気持ちになったりしたことはありませんか？　甘いものを食べると、どんなに忙しくても、どんなに追い込まれていても、ほっとしますよね。

ここまで読み進めた方は、「低ＧＩ食」だと、甘いものが食べられないと思っているかもしれません。たしかに、**砂糖をたっぷり入れた飲み物やお菓子、スイーツは高GI食品**です。仕事や勉強の合間にたくさん食べると、脳の働きが鈍くなるのは間違いありません。

それでも、甘いものが食べたい。そんなときに使える魔法の甘味料があります。

それが、フラクトオリゴ糖です。

どうして私たちは甘いものを欲しがるのでしょうか？　そもそも、甘いものを食べると、どうしてほっとするのでしょうか？

私たちが甘いものを食べると幸せになるのは、味覚に理由があります。

間食や夜食におすすめした高カカオチョコレートは苦味がポイントでしたが、こちらは「甘み」です。

味覚で甘みを感じると、脳に「体にいいものが入ってきた」という指示が送られ、「βエンドルフィン」というホルモンが分泌されます。

βエンドルフィンには、ストレスをやわらげて心身をリラックスさせる作用や、快感をもたらす作用があるといわれています。甘いものを食べるとほっとするのは、そのためです。

ただし、幸せになれるからといって高ＧＩの甘いものをたくさん食べると、脳のパフォーマンスはどんどん低下してきます。

じゃあどうすればいいいか。砂糖の代わりにフラクトオリゴ糖を使いましょう。

フラクトオリゴ糖は、難消化性の糖質。つまり、人間の消化酵素では分解されないため、胃や腸で吸収されることなく大腸まで届けられます。分解されて血液中に流れ込むことはないので、血糖値を上げることはありません。しかし、糖質なので、甘みは感じる。ここがポイントです。

しかも、**数あるオリゴ糖の中でも、砂糖に近い甘さなのが特徴**です。アレルギーの心配もないといわれています。

「甘いものが欲しい」という目的なら、砂糖と置き換えるにはうってつけです。

大手ネットショップなどで買えます

ヨーグルトにかけたり、コーヒーや紅茶に砂糖の代わりに入れたり、自宅でお菓子やケーキをつくるときに使ったり、もちろん料理にも、ＧＩ値を気にすることなく使えます。

フラクトオリゴ糖は、脳が喜ぶ甘味料です。

◎甘いものを食べると「βエンドルフィン」が出て「幸せ〜」

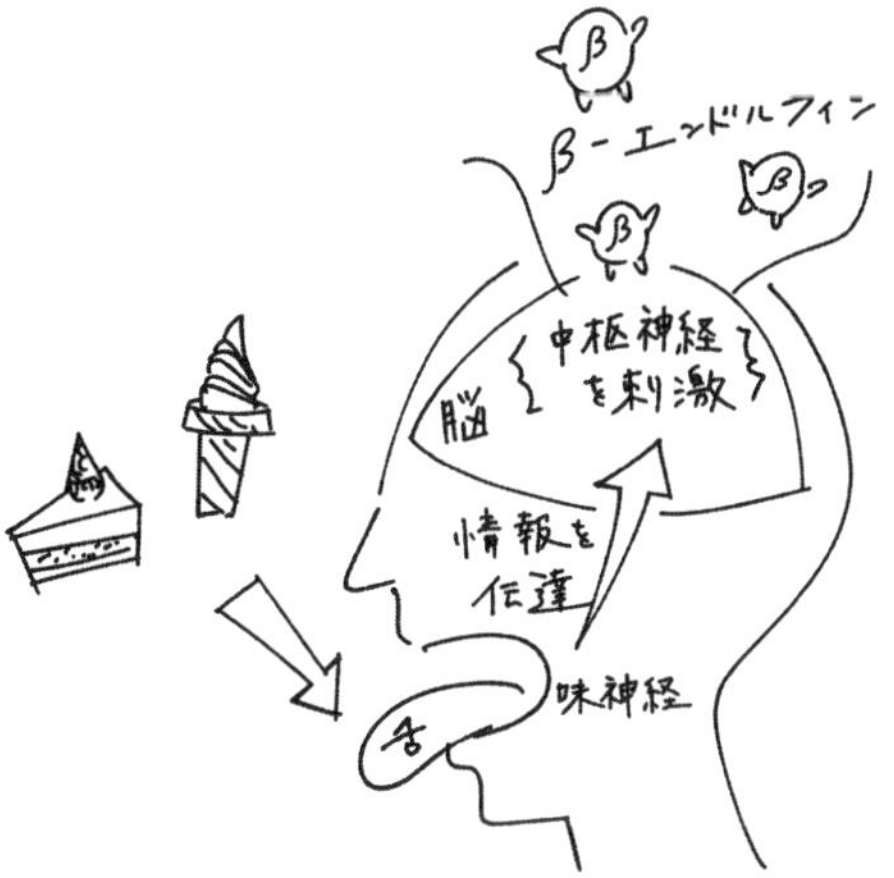

味覚が「甘み」をキャッチすると、脳から幸せホルモンの1つ「βエンドルフィン」が分泌されます。

◎フラクトオリゴ糖は血糖値を上げない！

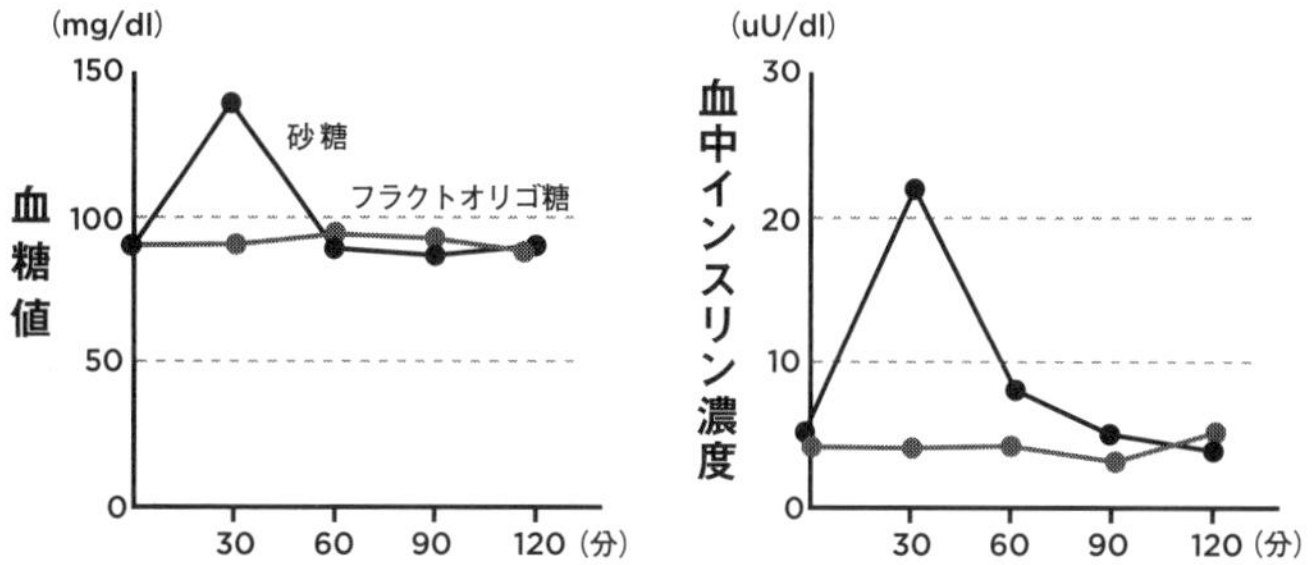

※健常な成人男性が砂糖またはフラクトオリゴ糖を25g摂取　参考文献：明治フードマテリア

「あと6gの食物繊維」がストレスによる効率ダウンを防ぐ

9番目の習慣は、「あと6gの食物繊維」。

高GIと低GIの見分け方のポイントにもあった食物繊維。**健康的な食生活の食事法として常に注目される栄養素ですが、脳をテキパキ働かせるためにも意識すべきものです。**

そもそも食物繊維とは何かというと、人間の消化酵素では分解することができない食べ物に含まれる成分です。

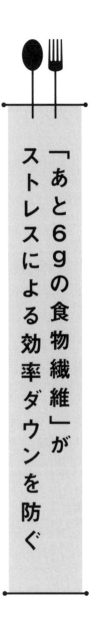

そして食物繊維は、水に溶ける水溶性食物繊維と、水に溶けない不溶性食物繊維に分類されます。

分解できないということは食べても栄養にならない成分ともいえますが、食物繊維の健康効果は、胃や小腸で吸収されないのがポイントなのです。それが、結果的に脳にも好影響を与えます。

食物繊維は水溶性であれ、不溶性であれ、体内に入ってくると、分解されることなく大腸まで到達します。

役割としては、水溶性の場合は、小腸での栄養素の吸収の速度をゆるやかにしたり、コレステロールやナトリウムの排出をサポートしたりします。

食物繊維を多く含む炭水化物や食物繊維が豊富な食品を摂ると血糖値の上昇がゆるやかになるのは、そのためです。

また、最近の研究では、食物繊維が肝臓に働きかけることで血糖値の上昇が抑制されることが明らかになっています。さらに、マウスの実験では食物繊維は食欲を抑える効果があることもわかってきています（＊64）。

ブドウ糖が細胞に取り込まれるときに、**脂肪細胞のフタを閉じて、筋肉の細胞を優先させる**機能もわかってきています。

不溶性の場合は、大腸で水分を吸収して便の容積を増やすことで大腸を刺激し、排便をスムーズにします。

また、有害物質を吸着させて便と一緒に体の外に排出することで腸をきれいにする役割もあります。

水溶性にも、不溶性にも共通するのは、大腸内の細菌によって発酵・分解されて、腸内の善玉菌のエサになることです。**善玉菌が増えて腸内環境が改善されると、脳内環境をよくする**ことにもなります。

皆さんは、「脳腸相関」という言葉を聞いたことがありますか？　これは、簡単にいってしまうと、脳と腸は互いに影響を及ぼす関係にあるということです。

すべての機能は脳からの指令で動いているように思いますが、腸に限っては逆もあるのです。

ストレスがかかると胃が痛くなったり、おなかを下したりするなど腸内環境が悪化します。

逆に、腸内環境が悪化して脳へのセロトニンの材料の運搬が滞るようになると、ストレス耐性が低下します。

◎日本人は食物繊維不足!!

女性	18g	男性	21g

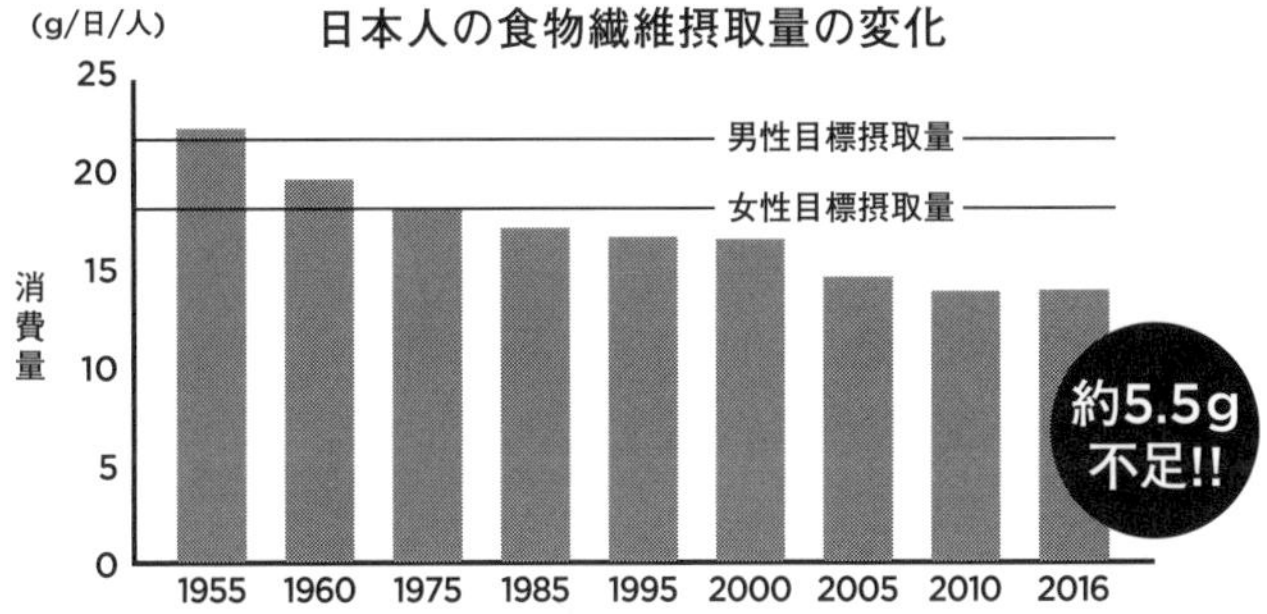

出典:『平成30年国民健康栄養調査』より作成

腸内環境を整えることは脳が元気に活動するためには大切なことなのです。だからこそ、食物繊維は意識して摂る必要があるのです。ところが、私たち日本人の食物繊維の摂取量は全然足りていません。もう何十年も摂取目標を下回り続けています。

それを改善するため、いつもより少しだけ多めに野菜を食べる。

低ＧＩの玄米、ライ麦パンなどの主食も食物繊維が豊富です。

主食で食物繊維を増やすと、いつもと変わらない食事なのに、自然に食物繊維の摂取量が増えることになります。

脳科学で選ぶ、今飲むべき1杯のお茶、コーヒーとは？

10番目の習慣は、「飲み物を意識すること」。

皆さんは、仕事や学習の合間に飲み物を飲むことはないでしょうか。コーヒー、紅茶、清涼飲料水、緑茶まで、さまざまな飲み物を摂ることがあるかと思います。

どの飲み物が一番よいとは一概にいえませんが、飲み物の種類によってさまざまな効果があることがわかってきています。

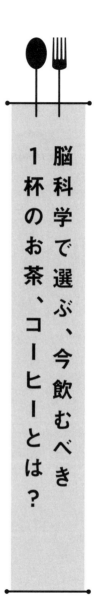

英ノーザンブリア大学の研究では、180人の被験者に次の3つの飲み物を飲んでもらいました。

①ペパーミントティー②カモミールティー③白湯

そして、飲む前と飲んだ後で記憶試験と認識機能試験、気分に関するテストを行いました。その結果、ペパーミントティーを飲んだ人たちの記憶と認知機能テストの結果が、優位に高いことがわかりました。さらには長期記憶、短期記憶、注意力まで高くなったのです。

ペパーミントを嗅ぐとメントールのすっきりした感覚があるかと思いますが、香りは私たちの脳の奥深くの原始脳（大脳辺縁系《だいのうへんえんけい》）を活性化するため、ほかにもさまざまな効果をもたらしてくれることがわかっています（＊65）。

また日本の研究では、**紅茶は計算課題に取り組んでいるとき、つまり集中して作業を行っているときの前頭葉《ぜんとうよう》の血液量を高める効果がある**こともわかっています。

紅茶は自律神経への作用も優秀です。

自律神経に与える効果を心拍数測定機器で測定したところ、エナジードリンクは交感神経を高め、水は副交感神経を高めました。交感神経と副交感神経のバランスが保たれたのは、コーヒーと紅茶です。

この結果からいえることは、紅茶を飲んでいるときは集中力を維持できるし、心が乱れることもないということです。

仕事や勉強の途中で口にする飲み物は、どちらかというとリラックスするために飲むものと考えられてきました。皆さんも、仕事や勉強がひと段落したときに飲むことが多いと思います。

しかし、紅茶にはリラックスするだけでなく、作業効率を上げる効果まで期待できそうです。

もともとアフタヌーンティーは、頭をすっきりさせるのに役立つともいわれていますが、それはお茶（紅茶や緑茶など）に、大量にカテキンが含まれているからです。

カテキンはポリフェノールの一種で、**強い抗酸化力を持ち、脳の細胞を酸化から守り健康を維持する効果**があることがわかっています。

また、1日に2杯以上のお茶を飲む人は、脳の病気でもあるパーキンソン病の発症率が低くなるという研究結果もあります。

お茶の健康効果に関してはさまざまなものがあります。

例えば、2019年のシンガポール大学の研究では、高齢者と男性はお茶を飲む習慣がある人ほど、うつ病を発症する割合が少ないことが報告されています（*66）。**お茶の中に含まれる成分エピガロカテキンガレートは、脳内のドーパミンの量を維持する効果があるため、気分が沈むことを防いでくれる**こともわかっています（*67、68）。

静岡県の環境衛生科学研究所の発表によると、紅茶に含まれるテアフラビン類（カテキンが発酵することで発生する成分）には、ノロウイルスを消毒する作用があるといいます。このテアフラビンには、脂質の消化・吸収を抑える作用もあります。

昨今その健康効果に注目が集まるコーヒーに含まれるカフェインには、よく知られるように覚醒効果があります。

眠気を覚ましたいときや集中力を高めたいときの即効性という意味では、紅茶よりコーヒーかもしれません。

もう1つ、驚きのコーヒーの効果があります。

意外でびっくりするかもしれませんが、それが「学習後にコーヒーを飲む」という方法です。

2014年に一流科学誌『Nature NeuroScience』にジョンス・ホプキンス大学の心理脳科学のマイケル・ヤッサ博士が発表した報告によると、**勉強した後に200mgのカフェインを含むコーヒー（エスプレッソコーヒー約2杯分に相当）を学生たちに飲んでもらいました。すると、飲まなかったグループと比べて、勉強したことを翌日よく覚えていた（記憶力が高まった）ことが判明した**のです（＊69）。

これまでは、学習前にコーヒーを飲んで集中力を上げるというのが常識と考えられていましたが、学習をした後にコーヒーを飲むと、記憶が定着しやすくなるようです。

紅茶もコーヒーも低GI食ではおすすめの飲み物。

これからは、午後の紅茶、そして学習後のコーヒーを楽しんでみるのもありかもしれません。

「リズム噛み」で脳の働きを上げていく

11番目の習慣は、「リズム噛み」。

白米より玄米、もちもちの白いパンよりライ麦パン。高GIの主食を低GIの主食にすると、食物繊維が多く含まれているため、よく噛みながら食べるようになります。

この**咀嚼《そしゃく》という行為が、脳にはとてもいい**のです。

咀嚼とは、口の中に入ってきたものを噛み砕くことです。

目的は、細かくすることで消化をよくするためです。

食べ物を小さくしながら、唾液と混ぜ合わせることで、胃や腸に送られたときに栄養素の吸収がスムーズに行われるようになります。

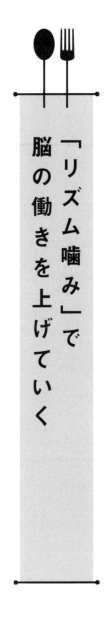

この咀嚼という行為が脳の機能を高めることがわかってきています。

歩くことと同じようなリズム運動である咀嚼は、リズミカルにくり返すことで脳の血流がアップします。

すると、**物事に集中するときに重要な網様体賦活系《もうようたいふかっけい》を活性化する**と考えられているのです（＊70）。

網様体賦活系は、ＲＡＳともいわれ、この機能が活性化されると、目標を達成するための感覚が鋭敏になるといわれています。

世の中で結果を出している人は、このＲＡＳをうまく活用しているともいいます。


咀嚼による血流アップ効果はまだあります。

脳内のブドウ糖輸送が活性化されて認知機能が高まります。

脳にエネルギーがどんどん届けられることで、長時間集中する力が伸びると報告されています。

ストレスがある人が、寝ているときによく「歯ぎしり」をするといいます。

これは、脳をリラックスさせてストレスをゆるめる行為であることがわかっています（＊71）。

つまり、咀嚼にも同じような効果があるということです。

実際、**咀嚼しているときに脳波を測ると、リラックス状態を示すアルファ波や集中しているときに出るベータ波が観察されます。**

2020年の東京都健康長寿医療センター研究所の研究では、ラットの脳の咀嚼野に電気刺激を与えると、大脳皮質の前頭葉や頭頂葉で50％近くも血流量が増加し、認知機能に重要なマイネルト神経細胞が著しく増加したことを発見しています（＊72）。

マイネルト神経細胞は、記憶の減衰や認知機能にかかわっていて、アルツハイマー型認知症の患者では、この細胞の機能が失われていることがわかっています。

研究所の発表は動物に関するものでしたが、私たち人間でも、咀嚼によって、マイネルト細胞が活性化されている可能性が指摘されています。

噛むという行為なら、食事だけでなく、ガムを噛むという方法もあります。

スポーツ選手、わかりやすいのがメジャーリーグの選手で、ガムを噛みながらプレイしている人がいますが、ガムを噛むと脳が活性化することは明らかになっています。

音の刺激による脳波の反応と音を聞いたらボタンを押すという反応を実験した研究によると、ガムを噛みながらだった人のほうが何もしない人より、脳波の反応も、ボタンを押すまでの反応時間も早かったといいます。

そして、同じことをくり返すほど、その差は顕著になったという報告があります。

この研究からは、認知能力が高まるとまではいえないようですが、**咀嚼によって脳が活発になる**とはいえそうです。


よく噛んで食べる。

昔からいわれていることですが、「低ＧＩ食」をよく噛んで食べると、さらに脳が喜ぶ食事になります。

「いただきます」「ごちそうさま」の意外な効能とは？

12番目の習慣は、「感謝して食べる」。

食事の前に「いただきます」、食後に「ごちそうさま」。手を合わせるか、口に出すかはともかく、食事のときに感謝するのが習慣になっている人がいます。

とても素晴らしいことです。しかも、その行為は、脳の環境を整える意味でも効果があります。

いつでも脳がパフォーマンスを発揮できる環境とは、「血糖値スパイク」が起きないように脳のエネルギー源となる糖質を供給し続けることと、脳にストレスがかからないようにしてあげることです。

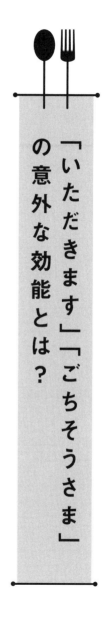

その点、食事に感謝という行為は脳をストレスフリーにしてくれます。

なぜなら、食事に対してだけでなく、**感謝という行為は、幸せホルモンといわれるセロトニンや、脳内麻薬ともいわれるエンドルフィン、幸せな気持ちに満たされるオキシトシンといったホルモンの分泌を促してくれる**からです（＊73）。

それだけでなく、やる気のもとであるドーパミンも分泌するといいます。

脳が快適な状態をつくると健康効果が高まることはいうまでもありません。

例えば、シンガポール国立大学のハータント博士らの研究によると、特によいことがなくても感謝の気持ちを持っている人はインターロイキン6が低く、不平や不満を抱えている人はインターロイキン6が高くなると報告しています（＊74）。

インターロイキン6とは、体が炎症を起こしているときに出るタンパク質で、炎症反応の指標として使われます。

高くなると免疫力のバランスが崩れてしまっているといえます。

また、感謝とうつ病の研究を行ったルーマニアのティミショアラ西大学のタルビューレ博士らによると、感謝の気持ちが習慣的にある人は、困難な状況でも順応しやすく、うつ病になりにくいといいます（＊75）。アメリカのカリフォルニア大学バークレー校のブレインズ博士は、**感謝が常態化している人は、成長意欲が高く、心が折れにくい**ことを明らかにしています。

脳にがんばってもらいたいなら、「低GI食」をいつもの食事に取り入れることと、感謝の気持ちを持ち続けること。それだけで、脳はいつでもパフォーマンスを発揮できるようになります。

ここまで、低GI食の効果をさらに高めるための12の習慣を紹介してきました。低GI食の実践編のところでも述べたように、紹介した習慣は必ずやらないといけないとか、守らないといけないとかということはありません。試してみて楽しければ、ぜひ続けてみてください。

おわりに

やる気が起きない、集中力が続かない、頭に入ってこない……。仕事や勉強のパフォーマンスに関する悩みはさまざまですが、現在、世界中でその解決方法が研究・提案されています。本書で紹介してきた「低GI食」も、その1つです。

脳科学の研究をすればするほど気づかされるのは、人間の脳はまだまだ解明されていないことが多いことです。「脳グリコーゲン」という脳のエネルギー源についても、つい最近明らかになったことです。今後も、科学の進展によって、さらに真実が明らかになっていくでしょう。

脳には無限の可能性が眠っています。そして、脳本来の力を引き出すために必要なのが食事です。「人を良くする」と書いて「食」といわれますが、ふだん口にする食べ物が私たちの人生をつくっていきます。食べることを楽しみ、人生を楽しむ、そんな人生の最高の瞬間を多くの人に体験いただけることを心から願っています。

脳科学者　西　剛志

付　録

あなたの今の集中力・記憶力をチェックできる4つのクエスチョン

クエスチョンは本を
横にして行ってください！

あなたの今の集中力や記憶力を診断する
4つのクエスチョンをつくってみました。
あくまで簡易的なものですが、楽しみながら
現状を把握してみてはいかがでしょう。

Q1

1から24まで順番に数えてください。
すべて数え終わるまでに何秒かかりましたか？

8 23 4 22 16 6

15 1

19 12 18 3 13

5 2 20 14

21 10 17 24 11 7 9

Q2

下記のイラストを1分間で覚えてください。
目を閉じて何個いえますか？

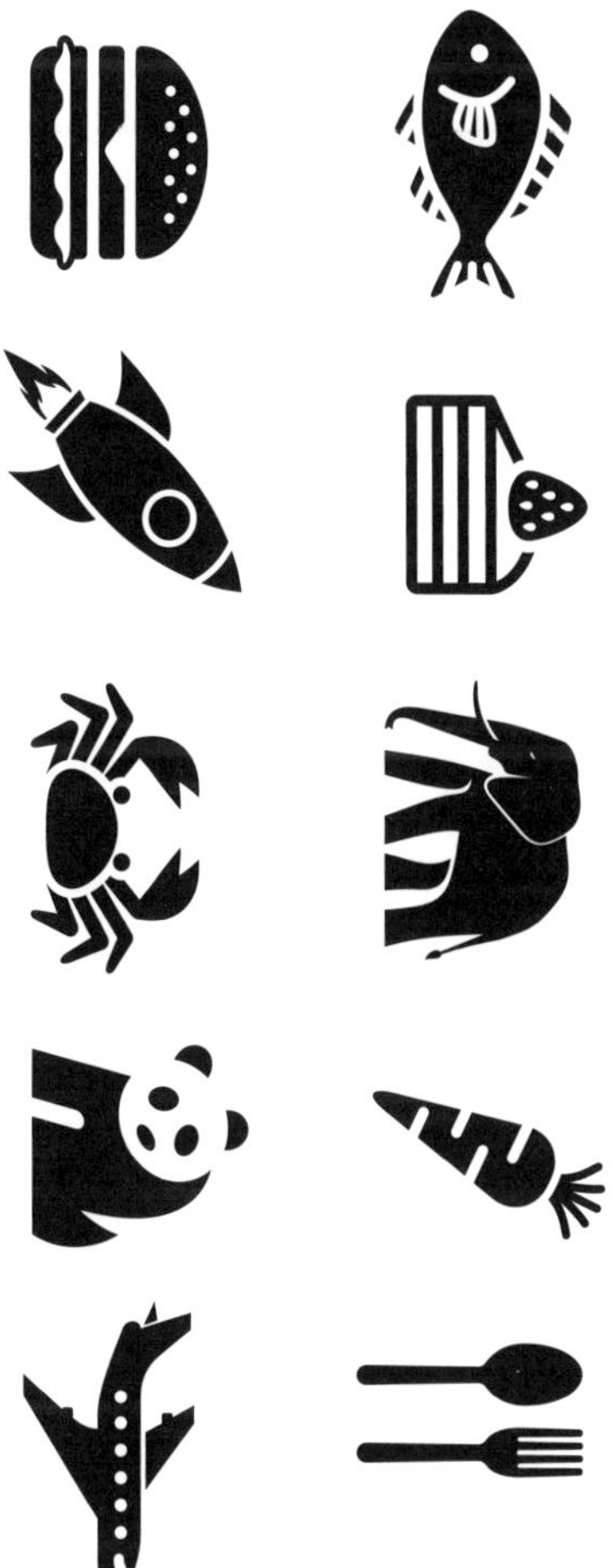

Q3

小さな数字を並べて、12個の大きな数字を描いています。
その数字をすべて答えてください。何秒かかりましたか？

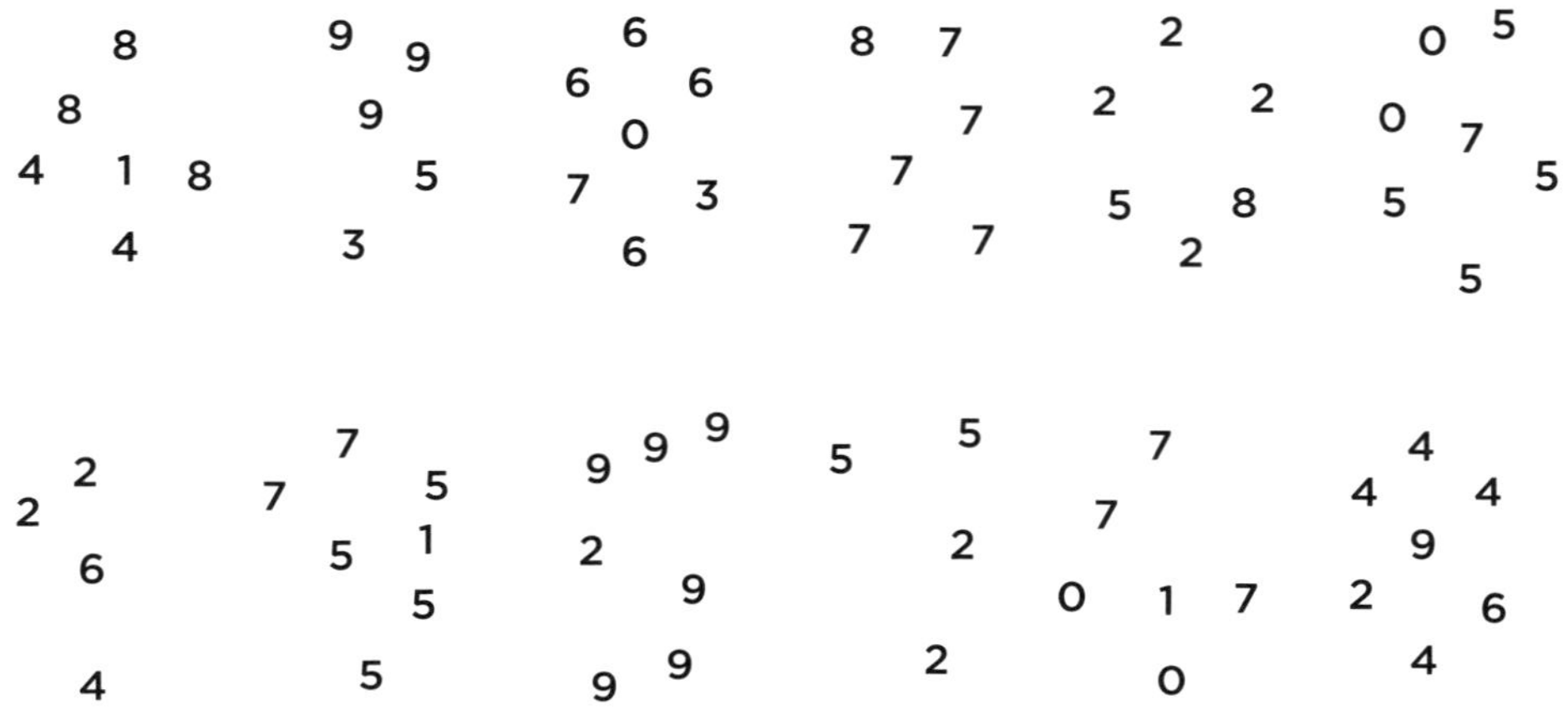

Q4

自分が食べた食事を何日前まで覚えていますか？

- [ ] 昨日の夕食
- [ ] ２日前の夕食
- [ ] ３日前の夕食
- [ ] ４日前の夕食
- [ ] ５日前の夕食

結果発表

Q1からわかること

時間が速いほど、多くの情報の中から
必要な情報を探す集中力が高い

24秒以内	→	すごい集中力
25～30秒	→	集中力が高めの状況
31～36秒	→	平均的な集中力
37～42秒	→	集中力に注意
43秒以上	→	注意力散漫な状態

Q2からわかること

いえる個数が多いほど短期記憶力が高い

8個以上	→	記憶力が高い
7個	→	平均
6個以下	→	要改善

Q3からわかること

タイムが短い人ほど、特定の事柄に注意を向ける集中力の
一種である「選択的注意力」が高いといえます。
選択的注意力が低いと、小さい数字に目が奪われてしまい、
大きい数字を答えるのに時間がかかります。
〔答え〕上段：左から4、3、8、2、0、6 下段：左から1、9、5、7、4、8

Q4からわかること

以前の夕食のことを覚えている人ほど
長期記憶力が高いといえます。
40代の3人に１人は2日前の夕食を
覚えていないというリサーチがあります。

参考文献

＜第1章＞仕事や勉強の効率を上げたいときに、「低GI食」をすすめる理由

(*1)　糖質と集中力／松尾祐子他，「精神作業に対するグルコース摂取の効果ー人工甘味料との比較ー」Vol.9(1), p.15 − 25, 2012

(*2)　学習と脳グリコーゲン／ M. Gibbs, D. Anderson & L. Hertz: Glia, Vol.222, p.214, 2006

(*3)　脳グリコーゲンと記憶／ A. Suzuki, et.al., Cell, Vol.144, p.810, 2011 / L. A. Newman, D. L. Korol & P. E. Gold: PLoS ONE, Vol.6, e28427, 2011/J. Duran, et.la., Blood Flow Metab., Vol.33, 550, 2013

(*4)　脳グリコーゲンと長期記憶／ Rich ,L.R., et.al., "The Role of Brain Glycogen in Supporting Physiological Function", Front. Neurosci., Vol.13, p.1176, 2019

(*5)　脳グリコーゲンは実行機能に効果／ Gailliot, M.T., "Unlocking the energy dynamics of executive functioning: Linking executive functioning to brain glycogen", Per- spectives on Psychological Science, Vol.3, p.245-263, 2008

(*6)　血糖値スパイク／ Hantzidiamantis P.J., Lappin S.L., "Physiology, Glucose", [Updated 2021 Sep 20]. In: StatPearls [Internet]

(*7)　トリプトファンはインスリンで輸送される／ Fernstrom,J. D. and Burtman R. J., Science, Vol.178, p.414,1972

(*8)　非行の 90%は低血糖：Rojas, N., & Sanchi, A. F., "Hipoglucemia en delincuentes [Hypoglycemia in delinquents]". *Archivos Medicales Legal Identificacion,* Vol.11, p.29, 1941

(*9)　GI の定義／ Jenkins D.J.A, et al., "Glycemic index of foods: a physiological basis for carbohydrate exchange", Am. J. Clin. Nutr., Vol.4(3), p.362-6, 1981

(*10)　低 GI 朝食は記憶力、注意力を上げる／ Cooper S.B., et.al., "Breakfast glycaemic index and cognitive function in adolescent school children", *Br. J. Nutr.*, Vol.107, p.1823-32, 2012

(*11)　低 GI 朝食 49 〜 71 歳の認知力を上げる／ Nilsson A., et.al., "Effects on cognitive performance of modulating the postprandial blood glucose profile at breakfast", *Eur. J. Clin. Nutr.*, Vol.266, p.1039-43, 2012

(*12)　ご飯はパンよりも脳の灰白質を発達させる／ Taki Y, et al.: PLoS One, 2010; 5: e15213

(*13)　糖化について／ Moldogazieva, N.T., et.al., "Oxidative Stress and Advanced Lipoxidation and Glycation End Products (ALEs and AGEs) in Aging and Age-Related Diseases", Oxid. Med. Cell Longev., 2019 Aug 14; 3085756

＜第２章＞集中力と記憶力を上げる「低GI食」実践・食事編

(*14)　朝ご飯を食べる子は学力が高い子が多い／ 文部科学省「全国学力・学習調査状況調査」平成 30（2018）年度

(*15)　朝ご飯を食べる人は成功しやすい／東北大学 加齢医学研究所 スマート・エイジング国際共同研究センタープレリリース　2010 年 1 月 10 日

(*16)　朝ご飯を食べる人ほど体力測定の結果がよい／スポーツ庁「全国体力・運動能力・運動習慣等調査」平成30年（2018）年度

(*17)　グリンパティックシステム／ Xie, L. et.al., "Sleep drives metabolite clearance from

2005
(*34) 噛むと集中力アップ／ BioMed Research International ／ Volume 2015, Article ID 367026, 6 pages http://dx.doi.org/10.1155/2015/367026
(*35) ナッツの効果／ Theodore, L.E., et.al., "Nut Consumption for Cognitive Performance: A Systematic Review" Adv. Nutr., Vol.12(3), p777-792, 2021
(*36) BDFN について／ Mu, J.S., et.al., "Deprivation of endogenous brain-derived neurotrophic factor results in impairment of spatial learning and memory in adult rats" , Brain Res., Vol.835, p.259-265, 1999
(*37) カカオフラバナールが BDNF を増やす／ Santiago-Rodríguez, E., et.al., "Effects of Dark Chocolate Intake on Brain Electrical Oscillations in Healthy People" , Foods, 2018, Vol.7(11), :187. doi: 10.3390/foods7110187
(*38) BDFN は加齢とともに減る／ Shimada, H., et.al., "A large, cross-sectional observational study of serum BDNF, cognitive function, and mild cognitive impairment in the elderly"
(*39) カカオポリフェノールと問題解決力／ Gratton, G., et.al., "Dietary flavanols improve cerebral cortical oxygenation and cognition in healthy adults" , Sci. Rep., 2020 Nov 24;10(1):19409
(*40) カカオポリフェノールで認知力やストレスが改善／ Scholey, A.B., et.al., "Consumption of cocoa flavanols results in acute improvements in mood and cognitive performance during sustained mental effort" , J. Psychopharmacol., Vol.24(10),p.1505-14, 2010
(*41) カカオポリフェノールで視覚機能や空間把握まで高まる／ Field, D.T., et.al. Physiol. Behav., 2011 Jun 1;103(3-4):255-60. doi:10.1016/j.physbeh.2011.02.013. Epub 2011 Feb 12.
(*42) セルフコントロール力／ Figner, et. al., "Lateral prefrontal cortex and self-control in intertemporal choice" , Nature Neuroscience, 2010
(*43) セルフコントロールと30年後の収入／ Terrie E. Moffitt, et.al., "A gradient of childhood self-control predicts health, wealth, and public safety" PNAS, Vol.108 (7), p.2693-2698, 2011
(*44) McClelland M.M. et.al.," Links between behavioral regulation and preschoolers' literacy, vocabulary, and math skills" Dev. Psychol., Vol. 43(4), p.947-59, 2007
(*45) Richmond-Rakerd, L.S., et.al., "Childhood self-control forecasts the pace of midlife aging and preparedness for old age" , Acad Sci U S A, 2021, Vol.118(3), e2010211118
(*46) セルフコントロールと脳の部位／ Banfield, J., et.al., The cognitive neuroscience of self- regulation. In R. F. Baumeister & K.D. Vohs (Eds.), *The hand- book of self-regulation* (pp. 63-83). New York: Guilford.
(*47) セルフコントロールと脳の部位／ Kandel, E. R., Schwartz, J. H., & Jessell, T. M. (2000). *Principles of neural science.* New York: McGraw Hill.
(*48) ブドウ糖は文章作成に影響する／ Benton,D.J., Biosoc. Sci., 28;463,1996
(*49) ブドウ糖は文章の記憶力を高める／ Gold,P.E. Neurobiol. Learning and Memory 82;230,2004
(*50) ブドウ糖でストレスに強くなる／山口県立大学看護栄養学部／農畜産業振興機構『糖や甘味が精神的ストレス応答に及ぼす影響』2014 年

＜第5章＞「低GI食」にプラスして、脳がさらに「覚醒」する 12 の習慣

(*51) 苦味と交感神経／ K, Sugimoto, et.al., "The Japanese Association for the Study of Taste an d Smel" l, Vol.20(2),2013

the adult brain", Science, Vol.342, p.373-77, 2013
(*18) 脳グリコーゲンは睡眠中に増える／ Christie, S.T. & Schrater, P., "Cognitive cost as dynamic allocation of energetic resources", *Front Neurosci.*, Vol.9, p.289, 2015
(*19) セロトニンは海馬にも存在／ Berumen, L.C., et.al., "Serotonin receptors in hippocampus", ScientificWorldJournal, 2012:823493. doi: 10.1100/2012/823493. Epub 2012
(*20) セロトニンとドーパミンの関係／ Olvera-Cortés, M.E., et.al., "Serotonin/dopamine interaction in learning", Prog. Brain Res., Vol.172, p.567-602, 2008
(*21) アルデンテのほうが GI 値が低い／『細谷憲政他、臨床栄養のための Glycemic Index—食後の血糖値上昇抑制への効果と活用』 第一出版
(*22) 高 GI は翌日の仕事に影響する／ Cho Seonghee & Kim Sooyeol, "Does a healthy lifestyle matter? A daily diary study of unhealthy eating at home and behavioral outcomes at work". Journal of Applied Psychology, Mar 25 , 2021
(*23) グリシンについて／ Bannai, M, Kawai N., "New therapeutic strategy for amino acid medicine: glycine improves the quality of sleep." . J. Pharmacol. Sci., Vol.118(2), p.145-8, 2012
(*24) グリシン 3g で睡眠改善／ Bannai M, et.al., "The effects of glycine on subjective daytime performance in partially sleep-restricted healthy volunteers", Front Neurol., 2012 Apr 18;3:61. doi: 10.3389/fneur.2012.00061.
(*25) ゴルフボールと運の科学／ Damisch L, et.al., "Keep your fingers crossed!: how superstition improves performance", Psychol. Sci., Vol.21(7), p.1014-20, 2010
(*26) 糖尿病はアルツハイマーの発症を2倍にする／ Ott A, et al., "Diabetes mellitus and the risk of dementia : the Rotterdam Study", Neurology, Vol.53 : 1937—1942, 1999
(*27) 感謝日記は週1回が有効／ Sonja Lyubomirsky |The How of Happiness: A New Approach to Getting the Life You Want/Penguin Books; Reprint 版 (2008/12/30)
(*28) 野菜を先に食べると血糖値が上がらない／ Y. INOUE, et.al., "Effect of Differences in Low Glycemic Index Food Intake Sequence on Plasma Glucose Profile", 糖尿病 53(2), 96-101, 2010-02-28 日本糖尿病学会
(*29) エナジードリンクのリスク／ Ruiz, L.D. & Scherr, R.E., "Risk of Energy Drink Consumption to Adolescent Health", Am. J. Lifestyle Med., Vol.13(1), p.22-25, 2018
(*30) オレキシンについて／ Sakurai, T., "The neural circuit of orexin (hypocretin): maintaining sleep and wakefulness", Nat. Rev. Neurosci., Vol.8(3), p.171-81, 2007
(*31) 居眠りする学生のリサーチ／ OGATA,N., et.al.," Lunch suggestion for improving learning attitude in the afternoon —Using a minimally invasive glucose measuring device"—宮城学院女子大学大学院健康栄養学研究科

<第3章>集中力と記憶力を上げる「低GI食」実践・間食編

(*32) セカンドミール効果（豆類などの食物繊維が有効）／岩下聡ほか、大豆配合焼き菓子の血糖応答とそのセカンドミール効果に関する検討薬理と治療 36（5）: 417-27（2008）
(*33) B-MAL1（ビーマルワン）について／ Shimba, S., et al. "Brain and muscle Arnt-like protein-1 (BMAL1), a component of the molecular clock, regulates adipogenesis", *Proc. Natl. Acad. Sci. U. S. A.*, Vol.102(34), p.12071-12076,

Tetrahydropyridine-Induced Dopaminergic Neurodegeneration", J. Neurochem., 2001;78(5):10
(*68) お茶とドーパミン／ Zhu, W.L., et. al., "Green Tea Polyphenols Produce Antidepressant-like Effects in Adult Mice", Pharmacol. Res., Vol.65, p.74–80, 2012
(*69) 学習後にコーヒーを飲む効果／ Borota, D., et.al., "Post-study caffeine administration enhances memory consolidation in humans", *Nat. Neurosci.,* Vol.17(2), p.201-203, 2014
(*70) 噛むことは脳を活性化する／ K. Sakamoto, et.al., "The effect of mastication on human motor preparation processing: a study with CNV and MRCP," Neuroscience Research, vol. 64, no. 3, pp. 259–266, 2009 ／ K. Sakamoto, et.al., "The effect of mastica- tion on human cognitive processing: a study using event-related potentials," Clinical Neurophysiology, vol. 120, no. 1, pp. 41–50, 2009
(*71) 咀嚼は脳をリラックスさせる／ Hirano, Y. & Onozuka, M., "Chewing and attention: a positive effect on sustained attention", Biomed. Res. Int., 2015;2015:367026. doi:10.1155/2015/367026
(*72) 咀嚼は認知機能をアップさせる可能性がある／ Hotta, H., et.al., "Involvement of the basal nucleus of Meynert on regional cerebral cortical vasodilation associated with masticatory muscle activity in rats", J. Cereb. Blood Flow Metab., Vol. 40(12), p.2416-2428, 2020
(*73) 感謝と脳の関係／ Madhuleena Chowdhury, "The Neuroscience of Gratitude and How It Affects Anxiety & Grief", PositivePsychology.com,2019
(*74) 感謝は免疫にも影響する／ Hartanto, A., et.al., "Dispositional Gratitude Moderates the Association between Socioeconomic Status and Interleukin-6", Sci. Rep., 2019 Jan 28;9(1):802
(*75) 感謝とうつ病の関係／ Tulbure, B.T., " Appreciating the Positive Protects us from Negative Emotions: The Relationship between gratitude, Depression and Religiosity", Procedia-Social and Behavioral Sciences, Vol.187, p.475-480, 2015

(*52) EV オリーブオイルの記憶と学習への効果／ Lauretti, E., et.al., “Extra virgin olive oil improves synaptic activity, short-term plasticity, memory, and neuropathology in a tauopathy model”, Aging Cell, 2020 Jan;19(1):e13076.
(*53) オリーブオイルのアルツハイマーへの効果／ Qosa, H., et.al., “Extra-virgin olive oil attenuates amyloid- β and tau pathologies in the brains of TgSwDI mice”, J. Nutr. Biochem., Vol.26(12), p.1479-90, 2015
(*54) オメガ3系の油の濃度は、7 〜9才の読解力や記憶力に関連する /Montgomery, P., “Low blood long chain omega-3 fatty acids in UK children are associated with poor cognitive performance and behavior: a cross-sectional analysis from the DOLAB study”, PLoS One, 2013 Jun 24;8(6):e66697.
(*55) 脳グリコーゲンは運動で超回復する／ Soya, M., et.al., “Hyper-hippocampal glycogen induced by glycogen loading with exhaustive exercise”, Sci. Rep., 2018 Jan 19;8(1):1285.
(*56) 水を飲むと記憶力アップ／ Edmonds, C. J. & Burford, D., ” Should children drink more water? The effects of drinking water on cognition in children”, *Appetite, Vol.* 52, p.776–779, 2009/ Benton, D., and Burgess, N., ” The effect of the consumption of water on the memory and attention of children” *Appetite, Vol.* 53, p.143–146, 2009
(*57) 水を飲むと集中力アップ／ Booth, P., Taylor, B. G., and Edmonds, C. J., “Water supplementation improves visual attention and fine motor skills in schoolchildren” *Educ. Health, Vol.* 30, p.75–79, 2012
(*58) 場所を変えると記憶力アップ／Steven, M. Smith, Arthur Glenberg and Robert, A. Bjork, “Environmental context and human memory” Memory & Cognition, Vol.6(4), p.342-53, 1978
(*59) ブルーベリーは短期記憶、注意力を高める／ Barfoot, K.L., et.al., “The effects of acute wild blueberry supplementation on the cognition of 7-10-year-old schoolchildren”, Eur. J. Nutr., Vol.58(7),p.2911-2920, 2019
(*60) ブルーベリーで認知機能アップ／ Miller, M.G., et.al., “Dietary blueberry improves cognition among older adults in a randomized, double-blind, placebo-controlled trial”, Eur. J. Nutr., Vol.57(3), p.1169-1180, 2018
(*61) フラボノイドで認知機能の低下リスクが減少／ Yeh, T.S., et.al., “Long-term Dietary Flavonoid Intake and Subjective Cognitive Decline in US Men and Women,” Neurology, Vol.97(10), e1041-e1056, 2021
(*62) 亜鉛と海馬／ Adlard, P.A., et.al., “Cognitive loss in zinc transporter-3 knock-out mice: a phenocopy for the synaptic and memory deficits of Alzheimer's disease?” J. Neurosci., Vol.30(5), p.1631-6, 2010
(*63) うつ病と亜鉛の関係／ A. Takeda, ニューロジンクから見た脳機能 Vol.48, No.32012 ファルマシア , 2015
(*64) 食物繊維は食欲を抑える／ Frost, G., et.al., “The short-chain fatty acid acetate reduces appetite via a central homeostatic mechanism”, Nat. Commun., 2014 Apr 29;5:3611.
(*65) ペパーミントティーの効果／ Moss, M., et.al., “Modulation of cognitive performance and mood by aromas of peppermint and ylang-ylang”, Int. J. Neurosci., Vol.118(1), p.59-77, 2008
(*66) お茶を飲む習慣がある高齢者と男性はうつ病の発症が少ない／ Shen, K., et.al., “Association between tea consumption and depressive symptom among Chinese older adults”, BMC Geriatr., 2019 Sep 4;19(1):246.
(*67) お茶とドーパミン／ Levites, Y., et. al., “Green Tea Polyphenol (-)-Epigallocatechin-3-Gallate Prevents N-methyl-4-Phenyl-1,2,3,6-

脳科学者が教える集中力と記憶力を上げる

低GI食

脳にいい最強の食事術

発行日　2021年12月31日　第1刷
発行日　2022年3月18日　第6刷

著者　　西 剛志

本書プロジェクトチーム

編集統括	柿内尚文
編集担当	中村悟志
編集協力	森モーリー鷹博、洗川俊一、大西志帆、名雲康晃、大久保欣一
デザイン	山之口正和、沢田幸平（OKIKATA）
レシピ協力	田村つぼみ
レシピ写真	森モーリー鷹博
イラスト	髙栁浩太郎
DTP	ユニオンワークス
校正	中山祐子
カバー写真	Taiyou Nomachi
営業統括	丸山敏生
営業推進	増尾友裕、網脇愛、大原桂子、桐山敦子、矢部愛、高坂美智子、寺内未来子
販売促進	池田孝一郎、石井耕平、熊切絵理、菊山清佳、吉村寿美子、矢橋寛子、遠藤真知子、森田真紀、氏家和佳子
プロモーション	山田美恵、藤野茉友、林屋成一郎
講演・マネジメント事業	斎藤和佳、志水公美
編集	小林英史、栗田亘、村上芳子、大住兼正、菊地貴広、山田吉之
メディア開発	池田剛、中山景、長野太介、入江翔子
管理部	八木宏之、早坂裕子、生越こずえ、名児耶美咲、金井昭彦
マネジメント	坂下毅
発行人	高橋克佳

発行所　株式会社アスコム

〒105-0003
東京都港区西新橋2-23-1　3東洋海事ビル
編集局　TEL：03-5425-6627
営業局　TEL：03-5425-6626　FAX：03-5425-6770

印刷・製本　株式会社光邦

Printed in Japan ISBN 978-4-7762-1186-0